Michelle Elliott

So schütze ich mein Kind

vor sexuellem Mißbrauch, Gewalt und Drogen

Aus dem Englischen übersetzt
von Theresa-Maria Bullinger

Kreuz Verlag

Die englische Originalausgabe erschien 1988 unter dem Titel »Keeping Safe. A Practical Guide to Talking with Children« bei New English Library/Hodder & Stoughton

CIP-Titelaufnahme der Deutschen Bibliothek

Elliott, Michele:
So schütze ich mein Kind vor sexuellem Mißbrauch, Gewalt und Drogen / Michele Elliott. [Aus dem Engl. übers. von Theresa Bullinger]. – 1. Aufl. – Stuttgart : Kreuz-Verl., 1991
Einheitssacht.: Keeping safe ⟨dt.⟩
ISBN 3-7831-1079-3

1. Auflage

Umschlaggestaltung: Jürgen Reichert
Gesamtherstellung: Kösel, Kempten
ISBN 3 7831 1079 3

*Dieses Buch ist Jan Stransky und
Mark Providence-Perry gewidmet
sowie allen Kindern auf dieser Welt,
die voller Hoffnung auf die Zukunft
sein sollen.*

Inhalt

Quellennachweis und Danksagung

Mit Dankbarkeit erinnere ich an all die Arbeit, die in der ganzen Welt von besorgten und engagierten Menschen geleistet wurde, um Kinder vor Unheil zu bewahren. Insbesondere danke ich Wadad Haddad von der Weltgesundheitsorganisation, Sally Cooper vom *Child Assault Prevention*-Projekt und Christina Smakowska, der Bibliothekarin der *National Society for the Prevention of Cruelty to Children.* Weiter danke ich Dr. Arnon Bentovim, konsiliarischer Psychiater des *Great Ormond Street Hospital for Sick Children;* Chefinspektor Richard Lyttle des *Home Office Crime Prevention Centre;* Dr. Peter Aggleton, Codirektor von *Learning about Aids;* Patricia Crumpley von *Tri-Valley Haven for Women;* der Autorin Ruth Hall sowie Jacqueline Sallon, einer guten Freundin und Mitherausgeberin von *Bedford Square Press.* Mein nachhaltiger Dank geht auch an Kathy Gale, Cheflektorin, und Broo Doherty, zweite Lektorin, von der *New English Library* für all ihre Hilfe und ihren Rat.

Ich danke dem Herausgeber von *The Times Educational Supplement* für sein freundliches Einverständnis zur auszugsweisen Reproduktion von Material, das bereits in meinem Artikel *»Caution«* in der Ausgabe von *TES* vom 18. April 1986 veröffentlicht worden ist.

Sehr dankbar bin ich außerdem meiner Familie und meinen Freunden: Daphne Joiner, Heidi Amschwand, John Hadjipateras, Dee Dee Hadjipateras, John Ruddick, Linda Frost und meinem schwergeprüften Mann Edward sowie meinen beiden Söhnen Charles und James für ihre ausdauernde Unterstützung, ihren Humor und ihren ausgezeichneten Rat.

Mein ganz besonderer Dank geht an Claire Rayner für die Zeit und Kraft, die sie aufbringt, um Kindern zu helfen, sowie die Unterstützung, die sie mir persönlich gewährt hat.

Vorwort

Als Mutter ist es mir selbst nur allzu gut bewußt, daß wir unseren Kindern dabei helfen müssen, mit möglichst vielen potentiellen Gefahren in dieser Welt umgehen zu lernen. In der Hoffnung, damit eine Hilfestellung zu geben, habe ich die erste Fassung dieses Ratgebers im Jahre 1984 geschrieben. Er sollte Eltern zeigen, wie sie auf praktische Art und Weise mit ihren Kindern sprechen können, ohne sie zu erschrecken.

Der Titel der ursprünglichen Ausgabe dieses Buches lautete: »Verhinderung sexuellen Mißbrauchs an Kindern: Ein praktischer Ratgeber, wie wir mit Kindern reden sollten« *(Preventing Child Sexual Assault: A practical guide to talking with children)*. Zu jener Zeit gab es noch keine Bücher, weder für Erwachsene noch für Kinder, die sich mit der Verhütung sexueller Übergriffe an Kindern befaßten; deshalb wählte ich diesen Buchtitel, um sicherzugehen, daß jedermann genau verstand, wovon ich schrieb.

Die Verhaltensweisen, die den Kindern in diesem Ratgeber gezeigt wurden, befaßten sich auch mit den Mitteln und Wegen, wie sie sich in anderen gefährlichen Situationen schützen können, zum Beispiel wie sie im Falle eines Brandes mit einem SOS-Ruf die Feuerwehr alarmieren, wie sie mit Rohlingen und Schikanierern umgehen können, oder wie sie sich gegenüber ungehörigen Annäherungsversuchen von seiten Fremder, aber auch Bekannter verhalten sollten.

Die ungeheuer starke Resonanz, die wir nach der Veröffentlichung der ersten beiden Ausgaben verzeichnen konnten, führte dann zu der dritten Auflage, diesmal unter dem Titel: *Keeping Safe.*

Diese nochmals überarbeitete und erweiterte Ausgabe kommt der Nachfrage nach mehr Information darüber entgegen, wie Kindern auf Fragen zu AIDS geantwortet werden kann, wie Sie Kindern dabei helfen, sich gegen Tyrannen oder Exhibitionisten zu wehren, und wie sie sich bei obszönen Telefonanrufen verhalten sollen. Der vorliegende Ratgeber behandelt des weiteren die Sicherheitsaspekte, die Jugendliche bei der Jobsuche beachten müssen, und gibt Eltern Informationen über Themen wie Drogenkonsum, Schnüffeln an Lösungsmitteln oder Alkoholmißbrauch und Ratschläge, wie sie einem Kind helfen können, das mißbraucht worden ist, und wohin sie sich wegen einschlägiger Informationen zu all diesen Problemen wenden können. Weiter befaßt sich die dritte Auflage auch damit, in welcher Art und Weise man mit Kindern und Jugendlichen darüber reden sollte, wie sie sich vor möglicherweise drohendem sexuellen Mißbrauch schützen können.

Seit der Veröffentlichung dieser drei Ausgaben hat sich viel geändert, insbesondere was den Umfang an Informationen betrifft, der Kindern wie Eltern über einschlägige Vorsichtsmaßnahmen zur Verfügung steht. So werden zum Beispiel (in Großbritannien) viele Kinder schon in der Schule anhand des *Kidscape*-Programmes über ihre eigene Sicherheit unterrichtet; darüber hinaus sind (dort) im Fernsehen und im Radio Spielsendungen oder kurze Spots eingeführt worden, die sich ebenfalls damit befassen, wie Kinder sich schützen können; die Zeitungen und Zeitschriften bringen zahllose Artikel darüber, was getan werden kann, um Kindern zu helfen. Nicht zuletzt dieses Trends wegen kann es deshalb heutzutage vorkommen, daß Kinder und Jugendliche ihren Eltern betont lässig und aufgeklärt entgegentreten: »Ich weiß selbst, wie ich mich schützen kann«, oder: »All das habe ich schon einmal gehört, mehr brauche ich wirklich nicht zu wissen.«

Lassen Sie sich davon nicht abschrecken – es braucht nämlich seine Zeit, bis Kinder solche Fähigkeiten gelernt haben. Genauso, wie wir sie weiterhin über Straßenverkehrsregeln informieren müssen, müssen wir fortfahren, sie die Verteidigung ihrer persönlichen Sicherheit zu lehren. Wir müssen unseren Kindern beibringen, wie sie ihr Urteilsvermögen gebrauchen können, um sich selbst zu schützen, und diese Mahnung muß ständig wiederholt werden. Wenn Ihre Kinder behaupten, sie wüßten schon alles, dann müssen Sie ihnen entgegnen, daß Sie sicher seien, daß sie eine Menge wissen und daß Sie froh darüber sind; aber Sie müssen auch betonen, daß Ihre Kinder ihre Fähigkeiten und Einstellungen auch ins praktische Leben umsetzen und mit Ihnen besprechen müssen, und zwar so lange, bis ihr Bemühen um persönliche Sicherheit zu einer reinen Reflexhandlung, zur Gewohnheit im täglichen Leben geworden ist.

Vorwort
von Claire Rayner

Schon in den frühen fünfziger Jahren entdeckte ich – zuerst als junge Krankenschwester und etwas später als Stationsschwester auf der lebhaften Kinderabteilung eines Krankenhauses im Norden Londons – einen Tatbestand, der mich zutiefst beunruhigte. Eine große Anzahl Kinder und junger Menschen hatten in ihrem Leben Mißbrauch verschiedenster Art, nicht selten sexuellen Mißbrauch, erlitten, und zwar gerade von seiten jener Erwachsener, die eigentlich für sie sorgen sollten. Meine erste, instinktive Reaktion war damals, mich um diese Kinder zu kümmern; schließlich war ich ja Krankenschwester, und meine Aufgabe war es zu pflegen. Als zweite Reaktion stellte sich bei mir Wut auf die Erwachsenen ein, die solchen Mißbrauch begehen, und ich wollte, daß sie bestraft wurden. Drittens beschloß ich, damit an die Öffentlichkeit zu gehen, damit Kinder gewarnt werden und sich entsprechend schützen können.

Bald stellte ich jedoch fest, daß von diesen drei Vorhaben eigentlich nur eines in die Tat umgesetzt werden konnte, nämlich die Kinder zu pflegen, wenn sie auf unsere Station kamen. Meinem Ärger über die Erwachsenen konnte ich keinen Ausdruck verleihen, weil es wenig Beweise für das gab, was die Kinder uns erzählten (allzu viele Verantwortliche zogen es vor, die Kinder als Lügner hinzustellen). Eines stand auf alle Fälle bald fest: Ich konnte die Angelegenheit nicht publik machen. Die allgemeine Meinung im Krankenhaus, in der Öffentlichkeit und in der Welt überhaupt war damals schlichtweg die, daß es sich hier um etwas handele, »über das man nicht spricht«.

Nachdem ich dann Journalistin für medizinische Fragen geworden war und begonnen hatte, Leserbriefe aus der Bevölkerung mit ihren vielfältigen medizinischen Problemen zu beantworten, entdeckte ich, daß das Problem von Kindesmißbrauch noch viel weiter verbreitet war, als ich selbst ursprünglich angenommen hatte, und daß das *immer schon so gewesen war.* Ich bekam Briefe von sechzig Jahre alten, ja siebzigjährigen und noch älteren Frauen, die aufgrund dessen, was ihnen in der Kindheit angetan worden war, an seelischen Störungen litten. Ich machte daraufhin einen erneuten Versuch, darüber zu schreiben, doch diesmal traf ich nicht auf den ärztlichen Widerstand aus meinen Schwestertagen, sondern auf Widerstand seitens der Redaktionen. Dieses Thema war immer noch absolut tabu...

Ebenso wie einige andere Journalisten und aufgeklärte Ärzte blieb ich hartnäckig, und nach und nach konnten wir die Mauer des Schweigens niederreißen. Wir können jetzt zugeben, und tun es auch, daß diese Form zerstörerischen Verhaltens weiterhin andauert und daß die betroffenen Kinder Hilfe brauchen, um sich zur Wehr setzen zu können. Außerdem ist uns klargeworden, daß wir eine solche Hilfestellung schon allein deswegen geben müssen, damit die *Kette* des Mißbrauches durchbrochen werden kann. Tragischerweise zeigt sich nämlich in der Lebensgeschichte von Mißbrauch ausübenden Erwachsenen sehr oft deren eigene Erfahrung, als Kind mißbraucht worden zu sein. »Wie du mir, so ich dir«: Wie es ein Mensch als Kind am eigenen Leibe erfuhr, so gibt er es als Erwachsener weiter...

Jetzt endlich geht auch ein anderer meiner Wünsche aus den fünfziger Jahren in Erfüllung, nämlich daß die Kinder so viel Fürsorge bekommen, wie sie brauchen. Die beste Art der Fürsorge ist jedoch nicht eine, die von außen an die Kinder in Form von Kontrolle, Wachsamkeit und Sorge durch die Erwachsenen herangetragen wird (obwohl all dies seine Berechtigung hat), sondern eine in Form solider Information der Kinder selbst. Ein Kind, das um die Risiken und Gefahren dieser Welt weiß und dem man Strategien an die Hand gibt, mit ihnen umzugehen, ist das am besten gewappnete Kind. Es stimmt nicht, daß Unschuld – wie immer geglaubt wurde – sich selbst schützt. Vielmehr ist es nötig, Kinder umfassend über Gefahren aufzuklären, ohne dadurch die ihnen eigene Gutherzigkeit und Empfänglichkeit für die Güte und Liebe anderer Menschen zu mindern. Das ist das große Geschenk, das uns Michele Elliott mit diesem ausgezeichneten Buch macht. Mit seiner Hilfe werden unsere Kinder nicht nur sicherer sein, sie werden auch zu fürsorglichen Erwachsenen heranwachsen. Es bleibt die Hoffnung, daß sich eines Tages mein zweiter Wunsch erübrigt – der nach Bestrafung der Erwachsenen, die den Mißbrauch begehen –, indem nämlich nicht nur die Zahl solcher Erwachsener geringer wird, sondern indem diese auch zugänglich für Behandlung und Heilung werden. Dieses Buch ist wichtig für uns alle – für die Kinder, die mißhandelnden Erwachsenen selbst und die Erwachsenen, die sich mit dem Schutz der Kinder befassen. Wir haben alle eine Menge zu lernen, und die folgenden Seiten können uns dabei helfen.

Einführung

Dieses Buch wurde für Eltern und andere betroffene Erwachsene geschrieben, damit sie Kindern und jungen Menschen dabei helfen können, Fähigkeiten zu entwickeln, die sie in vielen schwierigen oder gefährlichen Situationen schützen werden. Der Ansatz ist praktisch, positiv und nüchtern, denn er stützt sich auf den gesunden Menschenverstand. Wir haben das Buch in zwei Kapitel unterteilt. Das erste Kapitel befaßt sich mit dem Schutz vor potentiellem sexuellen Mißbrauch oder Entführungen und wie mit solchen Situationen umgegangen werden kann. Das zweite Kapitel behandelt Methoden, wie unsere Kinder Schwierigkeiten mit Tyrannen und Rohlingen oder Drogen meistern oder mit dem AIDS-Problem umgehen können. Außerdem finden sich in diesem Kapitel Tips für junge Menschen, wie sie sich bei der Arbeit vor Gefahr schützen können; weiterhin enthält es unter anderem Hinweise für Eltern, was sie beachten müssen, wenn sie einen Babysitter einstellen.

Situationen sexuellen Mißbrauchs

Die Sorge um den sexuellen Mißbrauch von Kindern hat in den letzten Jahren stark zugenommen; gleichzeitig ist aber auch ein beständiger Anstieg der gemeldeten Fälle sexuellen Mißbrauchs überall auf der Welt zu verzeichnen. Die Berichte Erwachsener über den sexuellen Mißbrauch, der an ihnen als Kind verübt wurde, dienten als Basis für viele statistische Untersuchungen. Das Problem ist also nicht neu; neu ist jedoch die Sorge der Öffentlichkeit um dieses Geschehen und die Bereitschaft der Erwachsenen, nun über das bisher verschwiegene Trauma ihrer Kindheit zu reden beziehungsweise gegenüber einschlägigen Berichten darüber aufgeschlossener zu sein.

Es ist unmöglich, die genaue Zahl der Erwachsenen, die als Kinder sexuell mißbraucht worden sind, zu ermitteln. Aufgrund der letzten MORI-Untersuchung kam man zu der Schätzung, daß einer von zehn Erwachsenen in Großbritannien wenigstens eine Erfahrung sexuellen Mißbrauchs gemacht hat, ehe er sechzehn Jahre alt war. Andere Erhebungen kamen zu einer höheren beziehungsweise niedrigeren Häufigkeit. Bei solchen Ermittlungen wird normalerweise die Frage gestellt, ob »irgendeine Erfahrung sexuellen Mißbrauchs« vorliegt, was also eine einzelne Erfahrung ebenso wie einen Mißbrauch betreffen kann, der über mehrere Jahre hinweg andauerte.

Es ist wichtig, hier nicht zu übertreiben und zu glauben, daß alle, die von Erfahrungen sexuellen Mißbrauchs berichten, Opfer von Vergewaltigungen oder Inzest waren. Aber ebensogut dürfen wir den Schaden, der durch andere Arten von sexuellem Mißbrauch an Kindern angerichtet wurde, nicht so ohne weiteres abtun. Ich erwähne hier das Beispiel eines sechsjährigen Mädchens, das einem Exhibitionisten begegnete und daraufhin Alpträume bekam, einnäßte und in Angst und Schrecken versetzt wurde, wann immer ein Mann nur in seine Nähe kam. Ein vier Jahre alter Junge, der von seinem Onkel behelligt worden war, konnte es ein ganzes Jahr lang nicht mehr ertragen, daß ein männliches Wesen ihn berührte. Kinder, die fortgesetztem Mißbrauch wie sexuellen Berührungen, Streicheln, Oralverkehr, Notzucht oder Inzest ausgesetzt sind, können noch weitaus gravierendere Folgeschäden erleiden. Einige bleiben ihr Leben lang verhaltensgestört, unfähig zu einer dauerhaften Bindung, oder sie werden drogenabhängig, prostituieren sich oder begehen gar Selbstmord, um ihrer Qual zu entkommen. Anderen wiederum gelingt es, den erlittenen Mißbrauch in die anderen Erfahrungen ihres Lebens zu integrieren und weiterzuleben, ohne die Auswirkungen des Mißbrauchs nach außen sichtbar werden zu lassen (siehe hierzu Anhang IV).

Der Schaden, den sexueller Mißbrauch den Opfern zufügt, hat jedoch inzwischen große Sorge und Anteilnahme ausgelöst. Immer mehr Behandlungsprogramme werden entwickelt, um den Opfern und ihren Familien zu helfen. Erwachsene, die in ihrer Kindheit unter sexuellem Mißbrauch gelitten haben, gründeten Selbsthilfe-Initiativen, auch Telefonberatungsdienste stehen in zunehmendem Maße zur Verfügung. Es ist auch ein gewisser Fortschritt an Hilfsmaßnahmen für die Täter zu verzeichnen, die den sexuellen Mißbrauch begehen.

In zunehmendem Maße wird auch den Eltern die Notwendigkeit bewußt, ihren Kindern dabei zu helfen, Situationen potentiellen Mißbrauchs rechtzeitig zu erkennen, aber viele Eltern sind noch verunsichert darüber, wie sie über dieses Thema mit ihrem Nachwuchs sprechen sollen. Statt dessen versuchen sie vielmehr, ihre Kinder so gut wie nur irgend möglich zu überwachen, und verlassen sich – allerdings voller Unbehagen – darauf, daß es in ihrer näheren Umgebung nur Menschen mit guten und ehrlichen Absichten gibt.

Doch das genügt nicht, denn leider wird der allergrößte Teil von sexuellem Mißbrauch an Kindern von einer Person begangen, die das Kind kennt, sei es ein Nachbar, ein Freund der Familie, ein Babysitter oder ein Familienmitglied. In mehr als 75 Prozent der Fälle von sexuellem Mißbrauch, die der Polizei gemeldet wurden, war der Täter dem Kind bekannt. Wenn also Kindern eingeimpft wird, sie sollen sich vor Fremden hüten, so sind sie immer noch schutzlos den Annäherungen einer Person ausgesetzt, die sie kennen.

Dies ist, als ob Sie Ihren Kindern sagten, daß sie vor dem Überqueren einer Straße nur auf rote Autos achten sollen, auf die anderen Autos aber nicht.

Was versteht man unter sexuellem Mißbrauch?

Es gibt viele Definitionen des sexuellen Mißbrauchs von Kindern, und es ist schwierig, sich auf eine Definition festzulegen, die den Vorstellungen eines jeden entspricht. Vielleicht ist die einfachste und direkteste Definition die folgende:

Unter dem sexuellen Mißbrauch eines Kindes versteht man jegliche Art sexueller Ausbeutung eines Kindes, das jünger als sechzehn Jahre ist, zum Zwecke sexuellen Vergnügens, sexueller Befriedigung oder sexuellen Profites eines Erwachsenen oder einer Person, die bedeutend älter als das Kind ist.

Unter diese Definition fallen sowohl obszöne Telefonanrufe, anstößige Entblößung oder Voyeurismus (wie zum Beispiel die heimliche Beobachtung eines sich entkleidenden Kindes) als auch das geile Liebkosen oder pornographische Fotografieren eines Kindes, Geschlechtsverkehr oder versuchter Geschlechtsverkehr mit Kindern, Unzucht, Vergewaltigung, Entführung, Inzest oder die Involvierung von Kindern in Prostitution. Es kann sich dabei jeweils um einen einmaligen Vorfall handeln oder um Vorkommnisse, die sich über eine Reihe von Jahren hinziehen.

Eine andere Definition des sexuellen Mißbrauchs von Kindern, die auch von den Experten allgemein akzeptiert wurde und oft zitiert wird, stammt von C. Henry Kempe, der als anerkannte Autorität auf diesem Gebiet gilt:

> Sexueller Mißbrauch von Kindern findet dann statt, wenn Kinder oder Adoleszente, die noch keine sexuelle Reife erreicht haben, in sexuelle Handlungen einbezogen werden, die sie noch nicht richtig verstehen und beurteilen können und denen sie, weil es ihnen an Reife fehlt, nicht klaren Verstandes zustimmen können; oder aber es handelt sich um sexuelle Handlungen, die die sozialen Tabus von Familienrollen verletzen.

Wie immer die Definition sexuellen Mißbrauchs von Kindern auch lauten möge, so steht allgemein für jeden Menschen fest, daß Kinder naturgemäß liebevoll, zärtlich und anhänglich sind und die Nähe und die Zuwendung Erwachsener suchen. Wenn dann aber ein Erwachsener oder eine Person, die bedeutend älter als das Kind ist, ein Kind als Sexualobjekt oder Sexualpartner benutzt, dann handelt es sich um ein ungehöriges und unverantwortliches Verhalten.

Wie steht es um Sexualspiele unter Kindern?

Bei der Definition von sexuellem Mißbrauch ist es wichtig, aus ihr die unter Kindern üblichen normalen Sexualspiele auszuklammern, zu denen es gehört, daß Kinder ihren eigenen Körper oder den anderer Kinder auskundschaften wollen. Wenn etwa gleichaltrige Kinder »Onkel Doktor« spielen, dann ist das ein normaler und gesunder Teil ihrer Entwicklung. Dabei mögen wohl angenehme, ja sinnliche Gefühle in ihnen aufkommen, aber diese sind weder im erwachsenen Sinne solche sexueller Art, noch handelt es sich dabei um sexuellen Mißbrauch.

Ein solches Spiel wird erst dann zum Mißbrauch, wenn zwischen den spielenden Kindern ein großer Altersunterschied besteht, wenn zum Beispiel ein(e) Dreizehnjährige(r) mit einem vier Jahre alten Kind »spielt« oder wenn ein Kind *gezwungen* wird, mitzumachen.

Es kommt vor, daß ein Kind, das selbst mißbraucht worden ist, versucht, den Mißbrauch an einem anderen Kind auszuagieren. In diesem Falle steht das Niveau sexuellen Wissens desjenigen Kindes, das dies versucht, meist total im Widerspruch zu seinem oder ihrem Alter, so wenn zum Beispiel ein(e) Dreizehnjährige(r) versucht, Oralverkehr mit einem anderen Kind richtig durchzuspielen. Das Kind, das sich hier an »sexuellem Mißbrauch« versucht, ist in Wirklichkeit selbst ein Sexualopfer, das Hilfe braucht und dem man Hilfe verschaffen sollte.

Mit wachsender Besorgnis befaßt man sich heutzutage mit der Möglichkeit, daß kleine Kinder das, was sie in einem pornographischen Videofilm gesehen haben (siehe hierzu S. 131), imitieren wollen. An diesem Punkt können wir nun nicht ausschließen, daß Kinder auch selbst das ausprobieren wollen, was sie beobachtet haben. Aber wir haben auch keinen Beweis dafür, daß Kinder, die sich solche Videos angesehen haben, genügend verstanden und gelernt haben, um nun sexuelle Handlungen an anderen Kindern tatsächlich ausprobieren zu können. Was wir aber mit Sicherheit feststellen konnten, ist die Tatsache, daß kleine Kinder, die auf eine sexuell unangebrachte und mißbräuchliche Weise reagieren, selbst schon sexuell mißbraucht worden sind.

Wenn Kinder sich für den Körper Erwachsener interessieren

Viele Eltern haben davon berichtet, daß es Gelegenheiten gab, wo ihr Sohn oder ihre Tochter sich von der Brust der Mutter, dem Penis des Vaters oder irgendeinem anderen Teil ihres Körpers fasziniert zeigten. Manchmal will das Kind irgendein Körperteil des Erwachsenen berühren oder ansehen, und die Erwachsenen sind davon peinlich berührt oder sogar schockiert. Ein Vater war besonders beunruhigt darüber, daß es als sexueller Mißbrauch interpretiert werden könnte, daß seine drei Jahre alte Tochter im Bad seinen Penis befühlen wollte.

Es geschieht häufig, daß sich Kinder an dem Körper Erwachsener interessiert zeigen. Aber auch hier handelt es sich wiederum nur um etwas Natürliches, um ein natürliches Zeichen des Heranwachsens. Diese Art Neugier sollte den Erwachsenen nicht bedrohlich vorkommen, obwohl ihre Sorge und Beunruhigung, gesehen im Lichte des augenblicklichen Trends der Zeit, eine verständliche ist. Solange das Kind seine Fragen oder Berührungen in einer seinem Alter gemäßen Art stellt oder ausführt, und wenn daraus kein Geheimnis gemacht wird, handelt es sich nicht um Mißbrauch.

Wenn jedoch ein Kind versucht, etwas total Unangebrachtes und Ungehöriges zu tun, sollten Sie sich sofort damit befassen, wo das Kind dieses Benehmen her haben könnte. In einem Fall zum Beispiel begann ein fünfjähriges Mädchen auf eine sehr verführerische, erwachsene Art und Weise zu agieren und versuchte, seinen Vater dazu zu bringen, es zu liebkosen. Dieses kleine Mädchen war von seinem Babysitter mißbraucht worden, und da dieser Mißbrauch auch angenehme Gefühle in ihm geweckt hatte, versuchte es nun, seinen Vater dazu zu bringen, das gleiche mit ihm zu wiederholen. Natürlich war das Verhalten dieses Kindes ein Grund zur Besorgnis. Der Vater mußte dem Grenzen setzen (siehe hierzu auch S. 63), indem er das Ansinnen seines Kindes ablehnte; außerdem mußte er sich nach Hilfe umsehen, um herauszufinden, was mit dem Kind geschehen war.

Wegen der natürlichen Entwicklung der Kinder und des Erwachens ihrer Sinnlichkeit – wozu gehört, daß sie ihren eigenen und den Körper anderer Menschen betrachten wollen – sollten wir uns jedoch keine Sorgen machen. Je besser es uns gelingt, ihre Fragen offen und ehrlich zu beantworten, desto leichter wird es uns fallen, ihnen Wege aufzuzeigen, wie sie sich schützen können.

Wer gilt als sexuell Straffälliger?

Genauso wie es keine verbindliche Definition sexuellen Mißbrauchs von Kindern gibt, die jedem genügt, genauso wenig gibt es eine einfache und jeden zufriedenstellende Erklärung darüber, wer ein sexuell Straffälliger ist. Hauptsächlich stammt die Information, die wir über Delinquenten haben, die Kinder mißbrauchen, aus Untersuchungen, die in Gefängnissen durchgeführt worden sind. Da bislang aber relativ wenige solcher Täter verhaftet, verurteilt und eingesperrt worden sind, ist unser Wissen über sie beschränkt.

Aus den Akten über einschlägige Delikte geht hervor, daß es sich bei ungefähr 95 Prozent der erfaßten Täter um Männer handelt, und zwar stimmt diese Statistik mit weltweit gemachten Untersuchungen überein. (Dies darf jedoch nicht dahingehend mißinterpretiert werden, daß nun behauptet werden dürfte, die meisten Männer behelligten Kinder.)

Über Frauen, die Kinder sexuell mißbrauchen, ist wenig bekannt, außer daß zum gegenwärtigen Zeitpunkt nur wenige solcher Fälle erfaßt worden sind. Aus den Umfragen unter Erwachsenen, die sich mit dem sexuellen Mißbrauch von Kindern befassen, geht hervor, daß Frauen als Sexualtäter nur selten genannt werden. In den Fällen jedoch, in denen dies der Fall war und die ans Licht der Öffentlichkeit kamen, war die traumatische Erfahrung für das Opfer nicht geringer; es ist gleichgültig, welchem Geschlecht der Sexualverbrecher angehört.

Es gibt viele Möglichkeiten, Personen zu definieren, die sexuellen Mißbrauch mit Kindern betreiben. Nicholas Groth, ein Experte im Umgang mit Sexualdelinquenten, hat sie in zwei Kategorien eingeteilt:

a) Pädophile

Menschen, die sich sexuell schon immer zu Kindern hingezogen fühlten und an Sex mit Erwachsenen nicht interessiert sind, werden Pädophile genannt. Ihr Interesse an Kindern beginnt zumeist schon in der Zeit, als sie selbst noch Jugendliche sind, und es ist daher außerordentlich schwierig, ihr Verhalten zu ändern. Viele Pädophile glauben sogar, daß ein Kind ein Anrecht darauf hat, Sex mit Erwachsenen zu haben. Auch behaupten die Pädophilen, sie liebten die Kinder und würden ihnen kein Leid antun.

Groth hat herausgefunden, daß sich diese Täter normalerweise zu kleinen Jungen hingezogen fühlen. Sie pflegen sich besondere Mühe zu geben, sich mit einem Kind anzufreunden und die »Verführung« von langer Hand zu planen. Sagt das Kind dann nein, machen sie dieselben Annäherungsversuche mit einem anderen Kind. Außerdem pflegen sie das Interesse an einem bestimmten Kind rasch zu verlieren, wenn dieses Zeichen körperlicher Reife zu entwickeln beginnt. Die Pädophilen sind oft Peter-Pan-Typen, die selbst nicht erwachsen werden oder den Umgang mit Erwachsenen nicht lernen wollen. Kinder sind nichts als das Spiegelbild ihres eigenen Narzißmus', ihrer eigenen krankhaften Selbstverliebtheit.

b) Zurückgebliebene Personen, die Kinder belästigen

Regredierte Personen, die Kinder zu belästigen pflegen, sind meistens verheiratet oder unterhalten eine enge Beziehung zu einem anderen Menschen. Entweder haben sie eigene oder Stiefkinder, und gerade diese Kinder werden ihre ersten Opfer.

Die meisten dieser Täter, die Kinder belästigen, haben oder hatten eine sexuelle Beziehung zu einer anderen erwachsenen Person. In Streßsituationen pflegen sie aber mit dieser Erwachsenenbeziehung nicht zurechtzukommen und wenden sich dann an Kinder, um sich von diesen bedingungslose Liebe, Zuwendung und Sex zu holen. Sind Kinder einmal in dieser Art von Falle gefangen, in der der Aggressor Macht über jeden Aspekt ihres Lebens hat, ist ein Entkommen für sie manchmal unmöglich.

Bei den meisten Opfern dieser regredierten Sexualtäter handelt es sich um Mädchen, die, auch wenn sie sich der pubertären Reifung nähern, von diesen keineswegs in Ruhe gelassen werden. Da diese Art Männer Ersatzfrauen suchen, laufen adoleszente Mädchen vielmehr weiterhin Gefahr, von ihnen mißbraucht zu werden, ein Mißbrauch, der meistens begonnen hat, als sie noch sehr jung waren.

Wir wissen, daß solche Täter schon Babys mißbraucht haben, als diese erst einen Monat alt waren, oder auch Kinder bis zu sechzehn Jahren. Wir haben auch festgestellt, daß Mädchen und Jungen praktisch derselben Gefahr ausgesetzt sind. Einige Delinquenten mißbrauchen sowohl Mädchen wie Jungen, andere haben eine Vorliebe für ein Geschlecht.

Personen, die Kinder mißbrauchen, können jeder Gesellschaftsschicht und jedem Beruf, jeder Rasse oder Religion angehören. Aus einigen Untersuchungen ging hervor, daß ein hoher Prozentsatz der Aggressoren im Kindesalter ebenfalls mißhandelt oder sexuell mißbraucht worden war. Fraglich ist immer noch, warum aus vielen Kindern, die selbst mißbraucht worden sind, *keine* Täter werden. Gleichermaßen stellt sich die Frage, warum gewisse Menschen Kinder belästigen, obwohl sie selbst als Kinder *nicht* mißbraucht worden sind. Hierzu brauchen wir dringend mehr Informationen, damit effiziente Behandlungsprogramme geschaffen werden können in der Hoffnung, mehr Kinder davor zu bewahren, zu Opfern zu werden.

Leider gibt es mehrere besonders beunruhigende Faktoren, die uns daran hindern, den sexuellen Mißbrauch von Kindern zu verhüten. Zum einen fühlen Kindesmißbrauch Übende, wie zum Beispiel die Pädophilen, sich von Positionen, Berufen oder Aktivitäten angezogen, die sie in direkten Kontakt mit Kindern bringen. Sie geben sich ganz normal, sehen wie jeder andere aus und haben nicht selten verantwortliche Positionen inne. Sie pflegen sich mit bestimmten Familien anzufreunden, sich als Babysitter anzubieten oder mit den Kindern der befreundeten Familie Ausflüge zu machen.

Nun bedeutet dies nichts anderes, als daß Kinder mit Personen in Kontakt kommen können und dies auch tun, die sie zu mißbrauchen suchen. Es bedeutet auch, daß man Kindern wahrscheinlich nicht glauben wird, weil der Aggressor »ja so eine nette Person ist, daß es wohl das Kind sein muß, das lügt«.

Das zweite Problem ist, eine Person, die gewohnheitsmäßig Kinder mißbraucht, von ihrem Tun abzubringen. Oft ist es Machtausübung, die als treibende Kraft hinter dem Handeln von Sexualverbrechern an Kindern steht; in vielerlei Hinsicht hat die Tat gar nicht direkt mit Sex zu tun. Hat ein solcher Delinquent aber einmal damit begonnen, Kinder zu mißbrauchen, wird sein Verhalten sehr schnell zur Sucht. Sein Verhalten wird für ihn zu einer Quelle der Befriedigung; und eine solche Person ist nicht geneigt, ihre Sucht aufzugeben. Dies ist auch der Grund, warum es so schwierig ist, Sexualverbrecher zu behandeln, und warum sie oft weiterhin eine Bedrohung für Kinder bleiben. Ohne Motivation ändern die Menschen ihr Verhalten nicht. Selbst wenn sie ihrer Tat überführt worden sind, scheint das Risiko, daß sie trotzdem wieder in ihr altes straffälliges Verhalten zurückfallen, sehr hoch zu sein.

Ein weiterer Grund zur Besorgnis ist eine Tatsache, die sich aus verschiedenen Untersuchungen ergeben hat, nämlich daß viele Aggressoren sich ihre Opfer geradezu schaffen. Eine amerikanische Langzeitstudie, die von Gene Abel vom *New York Institute of Psychiatric Medicine* durchgeführt wurde, zeigt, daß Kindesmißhandler im Durchschnitt 73 Opfer gehabt haben, bis sie endlich geschnappt wurden. Es gelingt den Delinquenten also meistens, eine Entdeckung zu verhindern, einmal, weil sie geradezu zu Experten darin werden, ihr abnormes Verhalten vor ihrer Familie, ihren Freunden und Kollegen zu verbergen, aber auch deshalb, weil die Kinder leicht durch die Autorität der Erwachsenen zum Schweigen gebracht werden können.

Solange wir diese Täter nicht festnehmen und ihr Verhalten wirkungsvoll ändern können, werden unsere Kinder weiterhin den von ihnen ausgehenden Gefahren ausgesetzt bleiben. Wir müssen darauf hinarbeiten, nicht nur die Angreifer in ihrem Verhalten zu ändern, sondern auch die Einstellungen der Gesellschaft zu verändern, die eher dazu angetan sind, die Täter zu ihrem Tun zu ermuntern. Realistisch gesehen, sind dazu Jahre, wenn nicht Jahrhunderte nötig. In der Zwischenzeit dürfen wir unsere Kinder nicht der zunehmenden Gerissenheit und den manipulativen Kräften dieser Menschen ungeschützt aussetzen.

Vielmehr müssen wir die Kinder lehren, auszusprechen, was sie bedrückt, und Hilfe zu suchen. Dies allein ist die einzig effiziente Methode der Prävention, die wir heute haben.

(Siehe S. 47–50 zu weiteren Informationen über Sexualdelikte.)

Die Notwendigkeit präventiver Methoden

Glücklicherweise werden die meisten Kinder keine Opfer von sexuellem Mißbrauch, ebenso wie die meisten Kinder nicht Opfer von Ertrinken oder von Verkehrsunfällen werden. Auf dieselbe Weise jedoch, wie Eltern ihre Kinder schon von klein auf lehren, wie sie sich vor den normalen Gefahren der Welt schützen können, können Kindern praktische Methoden eingeprägt werden, wie sie sich vor sexuellem Mißbrauch schützen können. Kinder nehmen solche Botschaften geradezu spielerisch auf, ja es macht ihnen Spaß, die Dinge, die sich um ihre persönliche Sicherheit drehen, zu lernen. Und dies kann leicht auf eine

Art und Weise geschehen, die weder erschreckend noch unrealistisch ist.

Da die Mehrzahl der Fälle von sexuellen Übergriffen auf Kinder von einer Person begangen wird, die dem Kind bekannt ist, liegt es nahe, den Kindern beizubringen, wie sie diese Art von Mißbrauch verhindern müssen, und zwar gleichgültig, ob sie von einer ihnen nahestehenden Person oder von Fremden ausgeht. Auf alle Fälle ist es sehr wichtig, daß Sie mit Ihrem Kind reden, denn der Mangel an Information ist einer der Hauptgründe, warum Kinder dem Mißbrauch ausgesetzt beziehungsweise gegen diesen schutzlos sind. Eltern können beginnen, sexuellen Mißbrauch zu verhindern, indem sie ihren Kindern beibringen, daß sie gefährliche Situationen meiden müssen, daß sie unanständige Berührungen von anderen, normalen, zu unterscheiden lernen, daß sie »Nein« sagen, wenn jemand etwas mit ihnen zu tun versucht, vor dem sie erschrecken oder das ihnen nicht geheuer ist, daß sie sich weigern, dergleichen geheimzuhalten, und daß sie bei den Erwachsenen Hilfe suchen.

Alle Kinder haben diese Art von Schutz nötig. Sexueller Mißbrauch von Kindern kann innerhalb der Nachbarschaft vorkommen, in jeder Gesellschaftsschicht und bei jeder Rassenzugehörigkeit, ja es gibt sogar zahlreiche Berichte von sexuellem Mißbrauch an Kindern in Fürsorge- oder Pflegeheimen, oder es passiert körperlich oder seelisch behinderten Kindern.

Die Botschaft, wie Mißbrauch verhindert werden kann, lautet für alle Kinder gleich. Die Ideen, die in diesem Buch enthalten sind, können jedem Kind vermittelt werden, je nach seinem Verständnisniveau, seinem Geschlecht, Alter, kulturellen Hintergrund oder seinen Lebensumständen.

Man kann von Kindern nicht erwarten, daß sie die volle Verantwortung für ihre eigene Sicherheit übernehmen. Dies ist vielmehr die Aufgabe der Erwachsenen, insbesondere der Eltern und Lehrer. Und deshalb ist ein Präventivprogramm, das die Bemühung um persönliche Sicherheit zu einem ganz normalen Bestandteil des täglichen Lebens macht, unerläßlich.

Diejenigen Kinder, die um die vorbeugenden Methoden wissen, sind nicht nur weniger Gefahren ausgesetzt, weil sie informiert sind, sie haben auch mehr Selbstvertrauen. Eltern und Lehrer, die fähig sind, freundlich und liebevoll mit Kindern zu sprechen und ihnen zu helfen, Mittel und Wege zu lernen, um sich zu schützen, vermitteln ihnen damit die Basis für einen lebenslangen Selbstschutz.

Es wäre zwar unrealistisch zu glauben, daß damit das Problem des sexuellen Mißbrauches von Kindern gänzlich aus der Welt geschafft werden könnte oder daß man alle Kinder schützen könnte, aber die Erwachsenen sollten das Problem wenigstens richtig erkennen und lernen, ihre Kinder auf es aufmerksam zu machen. Mit unserer Hilfe können unsere Kinder lernen, ihr eigenes Urteilsvermögen zu gebrauchen und diesem zu vertrauen, um sich selbst zu schützen und sicherer, wachsamer und selbstbewußter zu werden.

Andere Gefahren

Es gibt natürlich noch viele andere potentielle Gefahren für die Kinder und ihre Eltern. Für die Kinder ist es wichtig, Strategien zu lernen, um mit diesen Gefahren umgehen zu können. Aber sie müssen *auch* dazu angehalten werden, ihren eigenen Gefühlen zu vertrauen. Wenn sie nämlich ihren Vorbehalten anderen Dingen gegenüber Ausdruck geben können, sind sie auch fähig, sich zu schützen. Wenn Kinder zum Beispiel von jemandem schikaniert werden, wird die Tatsache allein, daß sie in so einem Fall Unterstützung bei Erwachsenen finden und wissen, wie sie sich helfen können, sie ermutigen, Erwachsene auch dann um

Hilfe zu bitten, wenn es zu ernsteren Situationen kommen sollte. Wenn wir unseren Kindern nämlich klarmachen, was ihnen zustoßen kann, wenn sie Drogen nehmen oder Alkohol trinken, können wir ihnen vielleicht auch die Kraft geben, nein zu sagen, wenn sie in eine Notlage geraten. Wenn wir ihre Fragen über AIDS beantworten, können wir ihnen möglicherweise das Leben retten. Die meisten Kinder werden in ihrem Leben mit einer der Gefahren konfrontiert, von denen dieses Buch handelt. Sowohl die Strategien und Methoden, die wir sie lehren, als auch unsere Unterstützung und unser Vorbild könnten hierbei einen entscheidenden Unterschied herbeiführen.

Das zweite Kapitel dieses Buches handelt deshalb von Ideen und Strategien, wie die Kinder sich vor so unterschiedlichen Gefahren wie Drogen, Schnüffeln von Lösungsmitteln und Alkoholmißbrauch schützen können, und wir befassen uns mit AIDS, mit Tyrannen, mit den Spielautomaten. Wir geben allgemein verständliche Tips für die Benutzung von Telefonen, Aufzügen und Treppen und von öffentlichen Toiletten; wir geben Hinweise für Babysitter oder Jugendliche in Teilzeitarbeit.

Ob wir uns nun mit Tyrannen in der Schule, mit Jugendlichen, die trinken, oder mit sexuell mißbrauchten Kindern befassen, immer ist es unser Anliegen, hierfür Methoden zur Vorbeugung, zum Schutz und, wenn nötig, zur Heilung zu nennen. Wir hoffen, daß dieses Buch Ihnen die praktischen Mittel und Wege an die Hand gibt, um alle drei Ziele zu erreichen.

Teil I

Sexueller Mißbrauch von Kindern

1. Wie lehren wir Kinder, sich zu schützen?

Was Eltern dazu beitragen können

Ermutigen Sie Ihre Kinder, über ihre Gefühle zu sprechen

Eltern möchten ihren Kindern gerne dabei helfen, zu glücklichen und selbstbewußten Erwachsenen heranzuwachsen. Die Fähigkeit oder Neigung eines Kindes, Vertrauen zu haben, sich über Erreichtes und Gelungenes zu freuen, sich mitzuteilen, zu teilen und Selbstvertrauen zu haben, sind Eigenschaften, die es von seinen Eltern oder von anderen Personen, mit denen es in Kontakt kommt, lernt.

Solche Erfahrungen bilden für Kinder die Grundlage, auf der sie Strategien erwerben, mit denen sie sich schützen können. Und dieser Lernprozeß beginnt bereits, wenn sie noch sehr klein sind. Ein Beispiel: Der beste Weg für ein Kind, verstohlene, falsche Liebkosungen von normalen, alltäglichen Zärtlichkeiten und Zuneigungsbeweisen zu unterscheiden, ist die Erfahrung von aufrichtigen und liebevollen Umarmungen und positiven Beziehungen zu Erwachsenen.

Aber sogar normale und gesunde Zuneigung wird für einige Menschen zu einem Problem, wenn sie unter dem Gesichtspunkt sexuellen Mißbrauches gesehen wird. Väter und andere Männer beginnen sich unwohl dabei zu fühlen, wenn sie Kinder umarmen oder auch nur berühren, weil sie befürchten, daß man ihre Zuneigung falsch interpretiert. So berichtete ein Vater, es beunruhige ihn, wenn seine Kinder frühmorgens zu ihm ins Bett krabbelten, um mit ihm zu schmusen. Ein anderer spürte, wie er zurückwich, als sein Sohn von ihm einen Gutenacht-Kuß haben wollte.

Eine solche Einstellung macht nicht nur die Männer unglücklich, sondern sie schadet auch den Kindern, denn Kinder brauchen Zuneigung, sowohl von Männern als auch von Frauen.

Im 13. Jahrhundert ließ König Friedrich II. einmal ein Experiment durchführen: Er befahl, Mütter und Ammen dazu anzuhalten, die ihnen anvertrauten Babys zwar zu füttern und zu baden, aber nicht mit ihnen zu sprechen oder mit ihnen zu schmusen. Wenn wir Salimbene, einem Schriftsteller aus jener Zeit, glauben können, wollte Friedrich II. damit herausfinden, welche Sprache die Kinder sprechen und wie sie sich wohl verhalten würden, ohne je unterrichtet worden zu sein. Das Experiment endete tragisch, denn alle Babys starben!

Nicht alle Kinder, denen es an Liebe fehlt, sterben, doch sie brauchen ein sehr hohes Maß an Zuwendung, um genügend Vertrauen und Fähigkeiten entwickeln zu können, um im Leben zurechtzukommen. Kinder gedeihen nur mit unserer Zärtlichkeit, und umgekehrt brauchen auch wir ihre Liebe. Wenn Kinder also Zuneigung suchen und wir ihnen diese frei und offen gewähren, braucht sich niemand dabei unbehaglich zu fühlen.

Wenn sich diese Offenheit dann auch auf die Kommunikation zwischen Eltern und Kindern erstreckt, können wir die Kinder ermutigen, uns mitzuteilen, wenn immer ihnen etwas Erschreckendes oder Ungehöriges geschieht, damit wir ihnen helfen können. Daher müssen wir den Kindern erlauben, uns ihre Gefühle mitzuteilen, ja wir müssen sie geradezu dazu auffordern.

Oft wird Kindern gesagt, daß sie eigentlich keine Gefühle und Empfindungen zu haben hätten oder daß ihre Gefühle unwichtig seien. Wenn zum Beispiel Brian mit einem blutigen Knie nach Hause kommt und unsere einzige Reaktion darauf ist: »Du lieber Gott, Brian, hör auf zu heulen, das kann ja gar nicht weh tun!« – wem soll Brian dann glauben – seinen Gefühlen oder unseren Worten? Wird

Brian, wenn wir so mit ihm umgehen, es uns wohl sagen, wenn ihm etwas anderes zustößt, oder wird er nicht auch hier wieder von uns erwarten, daß wir sagen: »Stell dich nicht so an, Brian!« Dasselbe trifft zu, wenn Kinder eine bestimmte Person nicht mögen, jedoch von uns gesagt bekommen, daß es unhöflich sei, diesen Menschen abzulehnen. Was werden die Kinder dann wohl tun, wenn irgend jemand sie auffordert, zu ihm ins Auto zu steigen, an einem verbotenen Spiel teilzunehmen oder Drogen auszuprobieren?

Was ist nun, wenn Kinder zum Beispiel gezwungen werden, irgendeiner Person ein »Abschiedsküßchen« zu geben oder sich von ihr kitzeln oder streicheln zu lassen, obwohl sie es nicht wollen? Wir können Kinder nicht lehren, ihrem eigenen Gefühl zu trauen und es uns mitzuteilen, wenn sie sich unsicher oder unbehaglich fühlen, wenn wir gleichzeitig von ihnen verlangen, daß sie gerade diese ihre eigenen Gefühle zu unterdrücken hätten.

Wenn wir jedoch unsere Kinder ermutigen, ihren eigenen Gefühlen zu trauen und diese auch zum Ausdruck zu bringen, und wenn wir ihnen glauben, wenn sie es tun, dann ist das die Basis für das Erlernen von allerlei Strategien, mit denen sie sich schützen können, egal ob es sich um Schikane, potentiellen sexuellen Mißbrauch oder um Drogen handelt.

Wie wir mit unseren Kindern ins Gespräch kommen können

Es gibt verschiedene Wege, um mit Kindern über das Thema Sicherheit ins Gespräch zu kommen. Zwei recht einfache und direkte Methoden, die äußerst zufriedenstellend funktioniert haben, sind die, daß Sie das Gespräch damit beginnen, über das Recht auf Sicherheit jedes Menschen zu sprechen, oder aber daß Sie mit Ihrem Kind über

Berührungen, die angenehm, normal und gut sind, im Gegensatz zu solchen, bei denen es sich unwohl und unsicher fühlt, sprechen.

Besprechen Sie das Recht auf persönliche Sicherheit

Erklären Sie dem Kind, daß jeder Mensch Rechte hat, die man ihm nicht nehmen darf. Beginnen Sie mit einfachen Gedanken, zum Beispiel mit dem Recht eines jeden auf Atmen, Essen, Schlafen, Spielen oder auf die Toilette zu gehen. Fragen Sie das Kind, was geschehen würde, wenn man ihm das Recht auf Essen wegnähme. Würde das Probleme auslösen? Was wäre, wenn es nicht mehr auf die Toilette gehen dürfte?

Kinder sollten zum Nachdenken darüber angeregt werden, was geschehen würde, wenn sie ihr eigenes Urteilsvermögen gebräuchten. Fordern Sie sie auf, sich Mittel und Wege auszudenken, wie sie sich ihr Recht zurückholen könnten, würde man es ihnen nehmen. Hierzu sagte ein Mädchen, wenn es ihm nicht mehr erlaubt wäre, zu essen, würde es Beeren sammeln. Ein anderes Kind meinte, es würde streiken und am Haus ein Schild mit der Aufschrift »Gemein zu Kindern« aufstellen.

Wenn die Kinder dieses Konzept klar und deutlich verstanden haben, können sie es auch auf ihr Recht auf Selbstschutz beziehen. Fragen Sie sie nun, wann sie sich gut und sicher fühlen, und bitten Sie sie, hierzu genaue Beispiele zu nennen, wie: »Wenn mich meine Eltern ins Bett bringen und mir einen Gutenachtkuß geben« oder »wenn ich mit meinen Freunden spiele«, oder »wenn ich mit Mami zusammen eine Geschichte lese«. Ein Fünfjähriger meinte, sich sicher fühlen bedeute, »daß ich nicht mit den Löwen im Zoo zusammen sein muß«. Erklären Sie nun, daß es manchmal vorkommt, daß Menschen versuchen, einem anderen seine

Rechte wegzunehmen, so auch das Recht darauf, sich sicher zu fühlen.

Betonen Sie nun den Kindern gegenüber, daß sie »Nein« sagen und Hilfe holen müssen, wenn jemand versucht, ihnen ihre Rechte wegzunehmen, und daß Sie ihnen dabei helfen würden. Vergewissern Sie sich, daß die Kinder auch verstehen, daß zum Recht, sich zu schützen, immer auch das Recht gehört, auszusprechen, was mit ihrem Körper geschieht. (Siehe hierzu auch unsere späteren Vorschläge über das »Nein«-Sagen und das Sprechen mit den Kindern über ihren Körper.)

Diskutieren Sie nun über den Unterschied zwischen normalen Berührungen im Gegensatz zu gefährlichen Berührungen

Ein anderer Ansatz wäre, das Gespräch mit Ihrem Kind damit zu beginnen, daß Sie ihm den Unterschied zwischen Berührungen zu erklären versuchen, bei denen man sich gut und sicher fühlt, und solchen, die gefährlich sind und bei denen einem mulmig wird. Dies wird das Kind wohl in Form von »angenehmen« oder »unangenehmen« Berührungen zum Ausdruck bringen. Sie können dieses Thema auch anschneiden, indem Sie darüber sprechen, wie schön eine Umarmung oder ein Küßchen sein kann, und dann das Kind fragen, wie es einer Person zeigen würde, daß es sie liebt (ohne daß es gleich ein handfestes Geschenk in Form eines Hündchens oder eines Spielzeugs sein muß ...). Ein Junge reagierte darauf damit, daß er jemandem, den er liebt, täglich tausend Küßchen geben würde. Wenn Sie ein Haustier haben, fragen Sie Ihr Kind, welche Art Liebkosungen dieses Tierchen mag und welche nicht. Darauf fragen Sie, welche Art von Berührungen Ihr Kind mag und welche nicht. Oft meinen Kinder dann, daß Gekitzeltwerden lustig sei, nur nicht zu viel und zu lange. Viele Kinder berichten, daß sie es hassen, wenn man ihnen den Kopf tätschelt.

Erklären Sie Ihrem Kind nun, daß es ein Recht darauf hat, nein zu sagen, sogar zu jemanden, den es mag, wenn es nicht berührt oder geküßt werden will. Das heißt auch, daß Kinder nicht zum Liebsein zu irgendwem gezwungen werden dürfen, nicht einmal zu Zärtlichkeiten mit den eigenen Eltern.

Eltern können ihren Kindern beibringen, wie sie höflich, aber bestimmt Küsse und andere Liebkosungen ablehnen, bei denen sie sich unwohl fühlen; dies gilt auch für ganz alltägliche Situationen. Wenn es nötig ist, können Sie es Außenstehenden gegenüber ja damit erklären, daß Ihr Kind gerade im Stadium des »Fremdelns« ist; oder aber Sie sind ganz offen und sagen, daß Ihr Kind gerade dabei ist, auf bestimmte Ansinnen oder Wünsche, bei denen es sich unwohl fühlt, nein sagen zu lernen. Wenn wir Kinder zum Zärtlichsein zwingen, weil wir Erwachsenen uns genieren, wenn sie nicht »brav und lieb« sind, tun wir ihnen nichts Gutes, sind wir für sie keine Hilfe. Kinder müssen anfangen, ihren eigenen Gefühlen und ihrem eigenen Urteil zu vertrauen, wenn sie lernen sollen, sich selbst zu schützen.

Dazu gehört auch, daß Kinder lernen müssen, daß es Situationen gibt, in denen die Regeln der Höflichkeit und des Anstandes nicht mehr gelten, in denen es vielmehr notwendig werden kann, mit diesen Regeln zu brechen.

In den verschiedenen Kulturen gibt es vielerlei Gepflogenheiten des Umarmens, Küssens und Berührens. Es besteht kein Grund, diese zu ändern. Aber in jedem Kulturkreis gilt es für einen Erwachsenen als anstößig und unangebracht, wenn er oder sie aufgrund seiner oder ihrer sexuellen Bedürfnisse den Kontakt mit Kindern sucht oder versucht, sich durch einen solchen Kontakt sexuell zu stimulieren.

Lehren Sie die Kinder, »Nein« zu sagen

Anstatt den Kindern beizubringen, immer auf die Erwachsenen zu hören und ihnen vorbehaltlos zu gehorchen, sollten Sie ihnen sagen, daß sie Ihre Unterstützung und Erlaubnis haben, »Nein« zu sagen, wenn es darum geht, sich zu schützen. Üben Sie mit ihnen, auf bestimmte und selbstbewußte Art »Nein« zu sagen, denn den meisten Kindern fällt es sehr schwer, die Bitte oder den Befehl eines Erwachsenen abzulehnen.

In der Schule oder zu Hause können Erwachsene Kinder das »Nein«-Sagen lehren, indem sie sie fragen, ob es ihnen leichtfalle, »Nein« zu einer Person zu sagen, die älter ist als sie. Gewöhnlich äußern die Kinder, daß es ihnen schwerfalle, sich einer Bitte oder einem Befehl eines Erwachsenen zu widersetzen. Indem Sie so mit ihnen üben, werden sie in die Lage versetzt, »Nein« zu sagen, wenn irgend jemand etwas von ihnen verlangt, bei dem ihnen nicht geheuer ist oder das sie verwirrt.

Beginnen Sie damit, den Kindern Fragen wie die folgenden zu stellen, auf die sie leicht mit »Nein« antworten können:

Erwachsener: »Magst du Käse?«
Kind: »Nein.«
Erwachsener: »Möchtest du nicht doch ein Käsebrot haben?«
Kind: »Nein.«
(Dies äußert das Kind schon etwas vorsichtiger.)

Fahren Sie nun mit Fragen fort, die schon etwas weniger leicht zu beantworten sind:

Erwachsener: »Kannst du mir den Weg zum Kino zeigen?«
Kind: »Nein.«

Da es selten vorkommt, daß Erwachsene Kinder ohne böse Absicht nach dem Weg fragen, ist es besser und sicherer, wenn Sie den Kindern beibringen, sich auf ein derartiges Gespräch erst gar nicht einzulassen. Sagen Sie den Kindern, sie sollen, wenn sie angesprochen werden, in einem solchen Fall weder reagieren noch Gründe dafür angeben, warum sie nicht sprechen wollen. Nähert sich der Erwachsene dann dem Kind, sollte der Junge oder das Mädchen besser schnell weglaufen und nichts sagen.

Kinder können auch selbst Anregungen geben; auf selbstbewußte Art »Nein« zu sagen, kann von ihnen in einer Umgebung, in der sie sich sicher fühlen, gelernt und geübt werden. Dieses Üben wird dazu beitragen, das »Nein«-Sagen zu einer automatischen Reaktion in potentiell gefährlichen Situationen zu machen. Wenn das Kind weiß, daß es keine Geheimnisse haben soll, und üble Berührungen von guten zu unterscheiden weiß, kann das »Nein«-Sagen eine besonders effektive Abschreckung für einen nicht gewaltsamen Aggressor, den das Kind vielleicht selbst auch kennt, sein. Ein Mann, der drei seiner vier Kinder mißbraucht hatte, wurde gefragt, warum er sich nicht auch an dem vierten vergangen habe. »Sie hat ›Nein‹ gesagt«, war seine Antwort.

Einem Kind ist es jedoch aus Angst vor Gewalt nicht immer möglich, »Nein« zu sagen. Deshalb kann es vorkommen, daß ein Kind der Forderung eines Erwachsenen nachgibt und erst danach Hilfe sucht, indem es über das Geschehene berichtet. Wenn Sie daher Kindern das »Nein«-Sagen einprägen, sollten Sie ihnen gleichfalls verständlich machen, daß es Gelegenheiten geben kann, in denen sie es nicht können, und daß Sie dies dann auch verstehen und sie unterstützen werden. Wichtig ist allein, daß die Kinder begreifen und glauben, wie sehr Sie um ihre Sicherheit besorgt sind.

Der nächste Schritt

Sprechen Sie mit den Kindern über ihren Körper

Erklären Sie nun den Kindern, daß nur sie selbst über ihren Körper verfügen können und daß niemand sie auf eine Art und Weise berühren darf, bei der sie sich unwohl fühlen, bei der ihnen nicht geheuer ist oder die sie verwirrt. Helfen Sie ihnen zu verstehen, daß damit ihr ganzer Körper, vom Kopf bis zum Fuß, gemeint ist, auch die Intimsphäre. Lehren Sie die Kinder die korrekten Bezeichnungen der Teile ihrer Intimsphäre. Wenn Ihnen das unangenehm ist, können Sie sie auch als »jene Körperteile« bezeichnen, »die der Badeanzug bedeckt«. (Aber selbst wenn Sie den Kindern die korrekten Bezeichnungen beibringen, werden diese wahrscheinlich eine Menge anderer Ausdrücke aus der Schule mit nach Hause bringen. So gingen zum Beispiel meine eigenen Kinder mit dem Begriff »Penis« in die Schule und brachten von dort statt dessen die Worte »Schwanz« und »Rute« mit!)

Die genauen Bezeichnungen der Körperteile sind jedoch bei weitem nicht so wichtig wie Ihr ausdrücklicher Hinweis darauf, daß Ihre Kinder ein Recht darauf haben, selbst zu bestimmen, was mit ihrem Körper geschieht. Es ist nicht nötig, den Kindern allzu viele Informationen zu geben, die sie gegebenenfalls nur erschrecken würden. Aber selbst schon sehr kleine Kinder haben ein ausgesprochen starkes Bewußtsein für ihre eigene Identität und wissen sehr genau, was sie mögen und was nicht.

Sprechen Sie über schöne Geheimnisse im Gegensatz zu gefährlichen

Selbst ein Aggressor, den Ihr Kind kennt, ist gar nicht selten davon abhängig, daß Ihr Kind bereit ist, ein Geheimnis zu hüten. Deshalb ist es außerordentlich wirkungsvoll, wenn Sie Kindern, selbst noch sehr kleinen Kindern, beibringen, daß sie auf das Ansinnen, einen bestimmten Vorfall zu verschweigen, mit »Nein« antworten sollen.

Es gibt Familien, in denen den Kindern eingeprägt wird, daß sie zwar Überraschungen geheimhalten, niemals aber Geheimnisse verschweigen dürfen. Eine andere Methode ist es, den Kindern den Unterschied zwischen guten und gefährlichen Geheimnissen klarzumachen. Bitten Sie die Kinder, zum Beispiel ein schönes und gutes Geheimnis zu nennen. Wahrscheinlich werden sie an ein Geburtstagsgeschenk denken, an eine Überraschungsparty oder daran, daß Mama ein weiteres Baby erwartet. Gehen Sie nun einen Schritt weiter und fragen Sie die Kinder nach einem Beispiel für ein gefährliches, böses Geheimnis. Folgende Ideen kamen von Kindern: »Papa und Mama haben Krach miteinander«, oder: »Wir wissen, daß unser Freund etwas aus einem Laden gestohlen hat«, oder sie sprachen von einem Tyrannen, »der dir dein Geld wegnimmt, und du hast viel zuviel Angst vor ihm, um es jemandem zu erzählen.«

Wenn dann die Kinder den Unterschied zwischen einem guten und einem unguten Geheimnis begriffen haben, sind sie auch aufnahmefähig dafür, zu verstehen, daß niemand von ihnen verlangen darf, daß sie aus Berührungen ein Geheimnis machen. Dies betrifft jegliche Art von Berührungen, auch solche, bei denen man sich wohl fühlt. Bringen Sie den Kindern bei, daß sie es unbedingt immer einem Erwachsenen ihres Vertrauens sagen müssen, wenn irgendwer von ihnen verlangt, eine solche Berührung geheimzuhalten. Helfen Sie den Kindern, eine Liste der Personen zu machen, mit denen sie sprechen würden, wenn sie ein Problem haben, oder aber lassen Sie die Kinder eine solche Liste selbst anfertigen.

Eine der Schwierigkeiten, auf die man im Zusammenhang mit sexuellem Mißbrauch von Kindern trifft, ist die Tatsache, daß auch die Opfer dabei manchmal sexuellen Genuß empfinden. Dies steigert oft noch deren Verwirrung, weil das körperliche Vergnügen die Kinder glauben macht, Komplizen des Täters zu sein und daß ihr Körper sie verraten habe. Als zusätzliches Problem kann hinzukommen, daß die Mißbrauch ausübende Person der einzige Mensch ist, von dem das Kind irgendeine Art von Zuneigung erfährt, so unangebracht sie auch sein mag. Dies trifft gerade dann zu, wenn der Täter ein Mitglied der Familie des Kindes ist. Wenn Sie die Kinder lehren, daß es keine Berührungen, Umarmungen oder Küsse gibt, die sie geheimhalten sollten, helfen Sie ihnen, die Grenzen richtig abzustecken, und ermöglichen es ihnen, die Hilfe Erwachsener zu suchen. Die Kinder können sich nämlich für das, was mit ihnen geschehen ist, verantwortlich, ja schuldig fühlen, und Sie müssen versuchen, ihnen einen Weg zum Reden zu zeigen, um ihnen diese Last zu nehmen.

Ermutigen Sie die Kinder zum Reden

Versichern Sie Ihrem Kind, daß, egal, was ihm zustößt, Sie niemals böse mit ihm sein werden und daß es Ihnen von jedem Vorfall erzählen sollte. Erklären Sie dem Kind den Unterschied zwischen dem »Geschichtenerzählen«, um jemanden in Schwierigkeiten zu bringen, und dem Hilfesuchen, wenn jemand seine Sicherheit bedroht. Fordern Sie Ihr Kind auf, Beispiele vom Petzen zu geben, wie zum Lehrer zu laufen, weil ein Kind schaukeln will, wenn es selbst gerne schaukeln will. Danach sprechen Sie über gefährliche Situationen, in denen das Kind sich Hilfe suchen sollte. Ein Junge erzählte, daß ihm sein Fahrrad weggenommen worden war und ein Jugendlicher ihm gedroht hatte, ihn zu verprügeln, wenn er es wagen sollte, über diesen Zwischenfall zu reden.

Erklären Sie den Kindern, daß Sie – selbst wenn sie eine Familien- oder Schulregel brechen und dadurch in Schwierigkeiten kommen sollten – solche Dinge wissen wollen und daß Sie nicht böse darüber sein werden. Ein elfjähriges Mädchen mißachtete das elterliche Gebot, auf dem Nachhauseweg von der Schule nicht durch den Park zu gehen. Ein Mann zwang es in die Büsche und verging sich an ihm. Er sagte zu dem Mädchen, er würde es überall finden und es umbringen, wenn es irgendwem von der Tat berichten sollte. Schließlich und endlich erzählte das Kind dann doch seinen Eltern von dem Vorfall, die es spontan trösteten und ihm versicherten, daß der Aggressor schuldig sei, nicht es selbst. Sie sagten also nicht: »Nun siehst du, was geschieht, wenn du nicht auf uns hörst!« Das Mädchen wußte ja, daß es nicht durch den Park hätte gehen sollen; hätte man ihm nun Schuldgefühle eingeimpft, hätte das überhaupt nichts genützt.

Wenn Sie Ihren Kindern die Gewißheit vermitteln, daß Sie zu ihnen stehen, gleich welche Umstände auch immer irgendeinem Vorfall vorausgegangen sind, helfen Sie ihnen, mit dem Geschehenen besser zurechtzukommen. Wenn Sie ihnen diese Gewißheit nicht vermitteln oder Ihre Worte nicht aufrichtig meinen, werden die Kinder nicht zu Ihnen kommen und Ihnen darüber berichten, und zwar aus Angst, Sie würden böse auf sie sein.

Da Kinder sehr oft der Überzeugung sind, die Erwachsenen würden ihnen ja doch nicht glauben, müssen Sie Ihre Kinder ausdauernd dazu anhalten, so lange von einem Vorfall zu erzählen, bis ihnen jemand glaubt und sie Hilfe finden.

Vorsicht beim Reden

Es gibt eine weit verbreitete Broschüre, in der den Eltern geraten wird, ihre Kinder dazu anzuhalten, einem Angreifer zu entgegnen: »Ich werde alles sagen.« Dies ist nicht klug, weil es die Gefahr ernsthaften körperlichen Schadens heraufbeschwört. »Nein« zu sagen, wo es möglich ist, ist eine Sache, eine andere ist es, einem Angreifer mit Enthüllung zu drohen. Achten Sie also darauf, Kindern und jungen Menschen klarzumachen, daß sie einem Aggressor nicht sagen dürfen, sie würden es weitersagen, solange sie in seiner Gewalt sind, sondern daß sie erst versuchen müssen, aus der Gefahrenzone zu kommen, egal, was sie versprechen müssen. Sie können alles erzählen, wenn sie wieder in Sicherheit sind.

Sprechen Sie über Geschenke im Unterschied zu Bestechung

Sexualverbrecher, die es auf Kinder abgesehen haben, seien es nun Erwachsene, die das Kind kennt, oder Fremde, offerieren Kindern oft Belohnungen für sexuelle Gefälligkeiten. Kindern muß verständlich gemacht werden, daß dies Bestechungen sind und was diejenigen Personen, die sie bestechen wollen, damit erreichen wollen.

Bitten Sie die Kinder, Geschenke zu nennen, wie zum Beispiel Geburtstagsgeschenke oder andere Geschenke, mit denen eine festliche Gelegenheit gefeiert werden soll. Derlei Geschenke darf man als Überraschungsgeschenk geheimhalten, ehe man sie schenkt; hat man sie bekommen, soll man sie nicht geheimhalten. Die Botschaft, die die Kinder daraus entnehmen sollen, ist, daß Geschenke an keine Bedingungen geknüpft sind, daß Bestechungen aber angeboten werden, um sie dazu zu bringen, etwas zu tun, was sie eigentlich nicht tun wollen.

Ein Junge berichtete in diesem Zusammenhang, daß sein Lehrer ihn mit goldenen Sternen »bestochen« habe, damit er seine Rechenaufgabe machte, was er eigentlich nicht tun wollte. Zweifelsohne verstand dieses Kind das Prinzip des Bestechens, aber es geht vor allem um das heimlichtuerische Element dabei, etwa: »Wenn du es niemandem weitersagst, bekommst du Bonbons von mir«, das hier betont werden sollte.

Sprechen Sie mit Ihren Kindern über Tricks

Erklären Sie Ihren Kindern, daß gewisse Menschen, seien es ihnen bekannte oder fremde, versuchen, sie durch einen Trick dazu zu bewegen, etwas zu tun, was sie nicht tun wollen, zum Beispiel, indem sie ihnen ein Geschenk, Geld oder Süßigkeiten anbieten oder einen Besuch im Kino oder im Zoo versprechen. Lehren Sie Ihre Kinder, in einem solchen Falle zu entgegnen: »Ich muß erst meine Mutti, meinen Papi oder meinen Lehrer fragen« und dann schnell wegzulaufen, um Hilfe zu holen.

Ein häufig von den Tätern angewandter Trick ist zu sagen: »Deine Mami ist krank geworden und hat mich beauftragt, dich zu ihr zu bringen.« Eine Möglichkeit, sich auf solche Fälle vorzubereiten, ist ein Codewort, das nur den Eltern und ihren Kindern bekannt ist. Wenn Sie also in einem Notfall jemanden beauftragen, ihre Kinder nach Hause zu holen, sollte diese Person das vereinbarte Codewort verwenden.

Halten Sie Ihre Kinder dazu an, daß sie es Ihnen sagen müssen, wenn ihnen irgendwer eine Bestechung angeboten hat oder versucht hat, sie durch einen Trick oder eine List für sich zu gewinnen.

Stempeln Sie Menschen nicht als »gut« und »böse« ab

Wenn Kinder glauben, nur schlechte Menschen könnten ihnen Böses antun, werden sie gegen eine Person, die sich ihnen so zu nähern versteht, daß sie ihr Vertrauen gewinnt, nicht gewappnet sein. Wenn Sie Ihre Kinder dagegen die Anzeichen von Gefahr lehren, schützen Sie sie weitaus besser, als wenn Sie sie nur dazu anhalten, sich vor »schlechten« Menschen in acht zu nehmen. Ein Weg, Ihren Kindern dies klarzumachen, ist die Erklärung, daß »alle Menschen sowohl gut wie böse sind« und daß selbst gute Menschen manchmal Dinge tun, die wir nicht mögen.

> Die Mutter eines zehnjährigen Jungen erzählte, daß ihr Sohn zum »Nein«-Sagen gegenüber Fremden erzogen worden war und daß sie sicher war, er könne sich schützen. Eines Nachmittags, als der Junge von der Schule zurück und allein zu Hause war, klopfte ein in einen Straßenanzug gekleideter Herr, der eine Aktenmappe trug, an die Tür ihrer Wohnung. Der Junge öffnete die Tür, hatte aber die Sicherheitskette vorgelegt. Der Mann behauptete, er sei mit seiner schwangeren Frau auf dem Weg zum Krankenhaus, habe aber eine Autopanne und müsse einen Krankenwagen rufen. Der Junge erbot sich, für ihn zu telefonieren, doch der Mann bestand darauf, daß dies ein Notfall sei und es gelte, keine Zeit zu verlieren. Daraufhin ließ der Junge ihn in die Wohnung und wurde sexuell mißbraucht. Die Mutter berichtete, ihr Sohn habe ihr danach erklärt, daß jener Mann nicht wie ein »Bösewicht« gewirkt habe, denn er sei genau wie sein Vater angezogen gewesen und habe gar nicht wie ein Fremder ausgesehen.

Die meisten Kinder tun sich schwer, zu verstehen, was ein »Fremder« ist. Fordert man sie dazu auf, »Fremde« zu beschreiben, dann sagen sie, diese seien schmutzig, seltsam, unheimlich, häßlich, übelriechend und überhaupt suspekt. Jeder, der in die Vorstellung eines Kindes von einer »netten Person« paßt, ist dann kein Fremder mehr. Selbst wenn Kinder verstehen, daß »Fremde« Menschen sind, die sie nicht kennen, so nehmen sie diese Menschen aus der Kategorie »Fremder« doch schnell wieder heraus.

Wichtig ist es hier zu betonen, daß die Kinder weglaufen sollten, wenn irgendwer etwas mit ihnen zu tun versucht, vor dem sie erschrecken oder das ihnen nicht geheuer ist. Sagen Sie den Kindern, daß sie in einem solchen Falle so tun sollen, als hörten sie nicht; sie sollen sofort wortlos weggehen, wenn sich ihnen irgendwer nähert und mit ihnen zu sprechen versucht, wenn sie allein sind. Auch wenn durch ein solches Verhalten eine es gut meinende Person verletzt werden könnte, ist dies immer noch besser, als ein Risiko einzugehen und selbst verletzt zu werden.

Gehen Sie auf die Fragen Ihrer Kinder ein

Wenn sich Kinder Gedanken über Fernsehprogramme, Zeitungsberichte, Unglücksfälle oder Alpträume machen, sollte man ihre Fragen sorgfältig und einfühlsam beantworten, ohne ihre Gefühle als unwichtig abzutun oder die Realität der entsprechenden Situation zu verleugnen. Dies bringt die Kinder dazu, ihren eigenen Gefühlen und ihrem Urteilsvermögen zu vertrauen, und ist besser als ihnen zu predigen, sich keine Sorgen zu machen. Kinder teilen uns ihre Gefühle nicht mit, wenn sie nicht ernst genommen werden.

Es besteht aber andererseits kein Anlaß, Kinder mit allzu vielen Informationen zu erschrecken. Versuchen Sie zu verstehen, wonach die Kinder eigentlich fragen; geben Sie ihnen die Antwort nach und nach und so lange, bis sie mit der Antwort zufrieden sind. So fragte ein fünfjähriges Mädchen ihre Mutter danach, was Vergewaltigung eigentlich sei, weil es das Wort im Fernsehen gehört hatte. Die Mutter versuchte daraufhin herauszufinden, was der Meinung ihrer Tochter nach Vergewaltigung sei, um auf dieser Basis eine Erklärung zu geben. In diesem Falle genügte es, dem Kind zu erklären, daß Vergewaltigung bedeute, jemand würde seine Intimsphäre auf eine Weise berühren, die es nicht mag. Hätte ein etwas älteres Kind dieselbe Frage gestellt, hätte der Junge oder das Mädchen wohl mehr Information und eine weitergehende Erklärung haben wollen. Es ist wichtig, zu erklären anstatt zu vermeiden und zu verschweigen, so daß die Kinder vertrauensvoll fragen können, weil sie im voraus wissen, daß sie eine offene und ehrliche Antwort bekommen.

Glauben Sie Ihren Kindern

Nur äußerst selten erzählen Kinder Lügen über stattgefundenen sexuellen Mißbrauch, weil sie weder über die einschlägigen Worte noch über diesbezügliche Erfahrungen verfügen. Es mag jedoch vorkommen, daß sie aus Liebe oder Angst später leugnen, daß ein solcher Mißbrauch stattgefunden hat. Auch kann es geschehen, daß Kinder die Einzelheiten durcheinanderbringen, denn sie haben schließlich eine traumatische Erfahrung gemacht. Wenn Sie also über dieses Thema mit Ihren Kindern sprechen, sollten Sie behutsam nachfragen, sie jedoch keinesfalls verhören.

Fragen Sie nach den Gründen, wenn ein Kind nicht in ein bestimmtes Haus gehen will oder einen Babysitter nicht mag oder wenn sich sein Verhalten plötzlich dramatisch verändert (siehe hierzu auch S. 81–88). Entlocken Sie dem Kind behutsam mehr Informationen, zum Beispiel Kommentare wie »Ich mag die Art nicht, wie John mich hänselt« oder: »Der Mann in jenem Laden stellt mir komische Fragen.« Obwohl solche Kommentare normalerweise ganz harmloser Natur sind, müssen Eltern für das, was ihre Kinder ihnen zu sagen versuchen, empfänglich und empfindsam sein. Ein Mädchen erzählte seiner Mutter, daß ihr Onkel sie neckte und daß sie dies nicht mochte. Die Mutter reagierte mit der Bemerkung, daß jedermann, wenn er älter werde, geneckt werde und daß sie sich daran gewöhnen müsse. Das Mädchen war sehr bestürzt, sagte aber nichts mehr. Mehrere Monate später stellte der Arzt eine Gonorrhö des Rachens fest. Der Onkel hatte das »Necken« genannt, und das Mädchen war noch zu klein, um es besser zu wissen...

Schaffen Sie eine Atmosphäre des Vertrauens, in der die Kinder sicher sein können, daß man ihnen zuhört und ihnen glaubt. Dies wird sie ermutigen, ihre Probleme mit Ihnen zu teilen; und dadurch können potentiell schädliche Situationen vermieden werden.

Spielen Sie mit Ihren Kindern »Was wäre, wenn?«-Spiele

Kinder stellen oft »Was wäre, wenn?«-Fragen, die Eltern zum spielerischen Lernen nutzen können, das den Kindern Spaß macht. Anstatt auf solche Fragen sofort zu antworten, sollten Sie Ihre Kinder fragen, was sie selbst meinen, das geschähe. Das gibt ihnen Gelegenheit, ihre Ansichten und ihr Urteil über die Welt zu entwickeln. Die Eltern können auch selbst Fragen anschneiden oder erfinden, sollten aber darauf achten, keine Fragen zu stellen, die die Kinder erschrecken könnten.

Bei kleinen Kindern wäre es wohl angebracht, mit einer

Frage zu beginnen, die zum Beispiel so lauten könnte: »Was würdest du tun, wenn ein Affe an die Tür klopfte?« Ist das Kind dann interessiert, können Sie seinem Alter entsprechend weitere Fragen stellen. (Da der Affe ein Fremder ist, sollte das Kind ihm übrigens auf keinen Fall die Tür öffnen und ihn nicht hereinlassen!) Dies kann zu einem weiteren Gespräch darüber führen, wem man Einlaß in die Wohnung gewähren soll. Was ist, wenn ein Mann wie der Vater gekleidet ist oder wenn jemand behauptet, die Mami sei krank geworden, und so weiter. Fragen wie »Was wäre, wenn jemand versuchte, dich auf eine Art zu berühren, die du nicht magst?« sollten dann folgen, wenn das Kind dafür aufnahmefähig ist.

Das Spielen von »Was wäre, wenn?«-Spielen – sei es zu Hause oder in der Schule – ist ein guter Weg für Kinder, Begriffe verschiedenster Art zu lernen. Die Eltern können dabei mit einer Vielfalt von Situationen beginnen, die mit Vergewaltigung gar nichts zu tun haben. Zum Beispiel:

Erwachsener: »Was wäre, wenn du Rauch aus dem Nachbarhaus aufsteigen sähest?«

Kind: »Ich würde die Feuerwehr alarmieren.«

Erwachsener: »Wie würdest du das machen? Zeig mir's mal!«

Dies wäre eine gute Möglichkeit, einem Kind beizubringen, welche Nummer es in einem Notfall zu wählen hat (siehe hierzu auch die S. 150–152). Weitere Beispiele für präventive »Was wäre, wenn?«-Spiele sind:

Erwachsener: »Was wäre, wenn ein Mann oder eine Frau behauptete, er oder sie sei mit Papa befreundet, und die fremde Person verlangte von dir, mit ihr in ein fremdes Haus zu gehen?«

Kind: »Ich würde nicht mitgehen und würde wegrennen, wenn mir irgendwer zu nahe käme.

Ich würde es auch einem Erwachsenen erzählen.«

Wenn die Kinder dann auch für heiklere Fragen aufnahmebereit sind, fragen Sie sie:

Erwachsener: »Was wäre, wenn ein Babysitter oder ein Verwandter dich aufforderte, heimliche Spiele mit ihm zu spielen, und dich dafür lange aufbleiben ließe (oder dir ein Geschenk oder Geld oder etwas anderes dafür verspräche)?«

Kind: »Ich würde sagen, daß ich keine Geheimnisse haben darf.«

Erwachsener: »Und was wäre, wenn der Mann oder die Frau hartnäckig bliebe?«

Kind: »Ich würde ›Nein‹ sagen. Und wenn ich in Sicherheit bin, würde ich es erzählen.«

Erwachsener: »So ist es recht.«

Eine Mutter erzählte mir, wie sie mit ihrem Baby auf dem Arm aus einem Bus stieg und sich umdrehte, um ihrem zweiten Kind zu helfen, als der Bus auch schon weiterfuhr. Sie fand das Kind dann zwar wieder, aber erst nach viel Aufregung, Sorgen und Tränen.

Eine weitere »Was wäre, wenn?«-Frage wäre also die folgende:

Erwachsener: »Was würdest du tun, wenn wir in einem Bus oder in der U-Bahn unterwegs wären und es würde passieren, daß ich aussteigen kann und du nicht?«

Kind: »Ich würde an der nächsten Haltestelle aussteigen und auf dich warten.« Oder: »Ich würde an der nächsten U-Bahnstation aus-

	steigen, auf dem Bahnsteig auf dich warten und dem Stationsvorsteher erzählen, was geschehen ist.«
Erwachsener:	»Und was würdest du tun, wenn du aus Versehen an einer Haltestelle vor mir ausgestiegen wärest?«
Kind:	»Ich würde dort bleiben und warten, bis du kommst, um mich abzuholen.«

Sie können Ihrem Kind aber auch andere Instruktionen geben, wie zum Beispiel daß es in einem solchen Fall im Bus bleiben und dem Busfahrer sagen soll, was geschehen ist. Ihre diesbezügliche Vorsorge hängt vom Alter Ihrer Kinder ab und von dem Verkehrsmittel, das Sie gewöhnlich benützen.

Erwachsener:	»Was würdest du tun, wenn du dich verlaufen hättest?«
Kind:	»Ich würde da, wo ich bin, so lange bleiben, bis du mich wiedergefunden hast. Ich würde dem Ladenbesitzer sagen, was geschehen ist. Aber ich würde auf keinen Fall weggehen.«

Der Laden oder das Kaufhaus sind in einem solchen Fall aller Wahrscheinlichkeit nach ein sicherer Ort zum Warten.

Der Tenor der vorigen Fragen ist, daß das Kind auf den Erwachsenen warten soll, bis dieser es wiederfindet, und nicht, daß es sich selbst aufmacht, um den Erwachsenen zu suchen.

Auf Reisen, wenn Sie sonstwie unterwegs sind, beim Einkaufen oder wenn Sie Ihre Kinder an einen lebhaften oder verkehrsreichen Ort mitnehmen, ist es auch wichtig, einen Plan zu haben, was zu tun ist und wo Sie sich treffen können, sollten Sie getrennt werden. Damit hat jeder Betroffene eine Taktik zur Hand, die hoffentlich zu einem schnellen Wiederzusammentreffen führt.

Ein Beispiel fürs Einkaufen:

Erwachsener: »Wenn wir uns verlieren sollten, dann treffen wir uns beim Springbrunnen.«

Am besten wäre es, Sie zeigten den Kindern den verabredeten Treffpunkt, damit jeder Irrtum ausgeschlossen ist. Betonen Sie mit Nachdruck, daß die Kinder das Geschäft oder den Bereich auf keinen Fall verlassen dürfen. Solche Instruktionen werden vor allem dann notwendig, wenn wir Kinder auf Jahrmärkte oder an andere Orte mitnehmen, an denen weder sie noch wir uns auskennen.

Sie sollten die Kinder immer wieder für ihre eigenen Ideen, wie sie sich schützen können, loben. Dies ermutigt sie, weiterhin kreativ zu denken. Weitere Themen zu »Was wäre, wenn?«-Spielen könnten sein:

Was wäre,
- wenn du deinen Weg nicht mehr fändest?
- wenn du in einen Autounfall verwickelt würdest?
- wenn ein Fremder versuchte, dich anzusprechen, wenn du alleine dastehst?
- wenn du zu einem Laden gingest, um Brot zu kaufen, es aber ausverkauft wäre?
- wenn du allein zu Hause wärest und ein Fremder läutete oder klopfte an die Tür?
  (Man sollte Kinder zwar, wenn es vermeidbar ist, nicht allein zu Hause lassen, aber sie müssen wissen, was sie zu tun haben, wenn es doch einmal vorkommen sollte.)

Lassen Sie die Kinder unter- und füreinander und auch für Sie selbst weitere »Was wäre, wenn?«-Fragen ausdenken (siehe hierzu auch S. 172–175 für weitere Ideen).

Erlauben Sie Ihren Kindern, mit Vorschriften und Regeln zu brechen

Kinder können mit schwierigen Situationen eventuell deswegen nicht fertig werden, weil sie sich an die festen Regeln und Vorschriften, die ihnen beigebracht worden sind, zu sehr gebunden fühlen. Wenn wir die Kinder lehren, wie sie sich schützen sollen, müssen wir ihnen deshalb auch sagen, daß es für jede Regel auch eine Ausnahme gibt.

So wird Kindern zum Beispiel auch gesagt, daß sie immer höflich sein müssen, nicht lügen dürfen, daß sie »keine Geschichten erzählen« und vor allem den Wünschen der Erwachsenen nicht zuwiderhandeln dürfen. Um sich aber schützen zu können, kann es durchaus sein, daß sie mit einer Vorschrift oder mit mehreren solcher Regeln brechen müssen. Auch dies sollten die Eltern mit ihren Kindern besprechen (zum Beispiel anhand des »Was wäre, wenn?«-Spieles) und ihnen ausdrücklich erlauben, Ausnahmen zu machen.

Die wichtigste Botschaft, die Sie Ihren Kindern mit auf den Weg geben können, ist, daß jedes Mittel recht und billig ist, um sich in einer potentiell bedrohlichen Situation zu schützen. Auch hierbei gilt es wiederum, mit den Kindern eine Sprache zu sprechen, die ihrem Alter angemessen ist. Sagen Sie den Kindern also, daß es in Ordnung ist, wenn sie nicht auf die Türglocke hören und nicht öffnen, daß es richtig sein kann, wenn sie zu jemandem, den sie mögen, »Nein« sagen, wenn sie schreien, rennen, beißen, treten, lügen, ein Fenster einwerfen und so weiter. Rufen Sie ihnen immer wieder ins Gedächtnis, daß das Wichtigste in einer gefährlichen Situation ist, wegzulaufen und Hilfe bei Erwachsenen zu suchen. Geben Sie ihnen die Erlaubnis, alle bisherigen Regeln zu mißachten, wenn es gilt, sich zu schützen, und daß sie dafür Ihre volle Unterstützung finden werden.

Der Vater des sechsjährigen Adam, der entführt und ermordet wurde, sagte:

»Adam war ein Musterkind; nie ging er allein in den Park. Nie, niemals war er ungehorsam. Ich hatte ihm beigebracht, auf die Erwachsenen zu hören, Respekt vor Älteren zu haben und sich überhaupt wie ein kleiner Gentleman zu benehmen. Ich hatte ihn gelehrt, niemals zu brüllen und zu schreien. Er könnte noch am Leben sein, wenn er geschrien hätte.«

Mehr Vorschläge für Eltern

- Bringen Sie Ihren Kindern den vollen Wortlaut ihres Namens, ihrer Adresse und ihrer Telefonnummer bei. Dann wissen sie für den Fall, daß sie verlorengehen, wie sie Sie erreichen können. Dies ist auch für den Fall hilfreich, daß die Kinder das Telefon für einen Notruf benutzen müssen.
- Lehren Sie die Kinder *nicht,* einen Telefonanruf unter Angabe ihres Namens und ihrer Telefonnummer zu beantworten.
- Üben Sie mit den Kindern, wie man einen Notruf durchführt (siehe hierzu auch S. 150–151).
- Setzen Sie die Wege und Spielplätze, die Ihre Kinder gewöhnlich benützen sollen, fest. Dadurch lernen die Kinder den besten Heimweg kennen, und sie wissen dann auch, wo das Spielen am sichersten ist. Kinder sollten abgelegene Spielplätze und einsame Wege meiden. Sie sollten nachts nicht alleine draußen sein.
- Bringen Sie außen an den Kleidern und Büchern der Kinder *keine* sichtbaren Namensetiketten an, denn dies würde einem Erwachsenen, der einem Kind schaden will, nur Vorteile verschaffen. Es könnte nämlich ein Kind nur verwirren, wenn jemand, den es nicht kennt, es plötzlich mit »Hallo« und seinem Namen begrüßt; dies könnte es

auch zu der Annahme verleiten, daß die vermeintlich fremde Person doch kein Fremder ist.

- Achten Sie darauf, ob Ihre Kinder auf bestimmte Menschen negativ reagieren, und gehen Sie verdächtigen Bemerkungen nach, die Ihre Kinder über Erwachsene, ältere Kinder oder Jugendliche, Babysitter und so weiter machen. Meistens wird es hierfür harmlose Gründe geben, wie zum Beispiel, wenn eine Tagesmutter möchte, daß das Kind ein Nickerchen macht, das Kind aber nicht will. Es *könnte* aber auch einen anderen Grund geben. Ein Mädchen sagte zum Beispiel, es hasse den Hamster des Nachbarn und wolle nicht mehr in dieses Haus gehen. Später erfuhren die Eltern, daß der Nachbar sich an ihm vergangen hatte, das Kind aber nicht wußte, wie es über das, was geschehen war, sprechen sollte.
- Stellen Sie mit den Kindern eine Gruppe von vertrauenswürdigen Erwachsenen zusammen, an die sie sich um Hilfe wenden können.
- Lehren Sie die Kinder bestimmte Grundregeln. Ein Kind sollte zum Beispiel nie mit einer fremden Person mitgehen und sich auf alle Fälle in einer Entfernung von zwei Armlängen von ihr bewegen. (Demonstrieren Sie dem Kind, daß es schwierig ist, aus dieser Entfernung jemanden zu packen.) Bringen Sie ihm außerdem bei, nie die Tür zu öffnen, wenn es alleine zu Hause ist, oder am Telefon auszuplaudern, daß es gerade allein ist. Üben Sie mit ihm entsprechende Ausreden wie: »Meine Mutter ist gerade im Bad; geben Sie mir Ihre Telefonnummer, und sie wird zurückrufen.«
- In den ersten Sekunden eines Angriffes kann ein schnell reagierendes Kind einen Überraschungsvorteil für sich gewinnen, denn der Aggressor erwartet ja von ihm, daß es passiv und erschrocken ist. Da Entkommen das einzige Ziel des Kindes sein muß, kann es einen Aggressor dadurch überraschen und Hilfe holen, daß es sofort lautstarken und aktiven Widerstand leistet. Dies ist die Hauptsache.

Selbst sehr kleinen Kindern kann beigebracht werden, laut zu schreien und wegzurennen. Einem schon etwas älteren Kind kann man zeigen, wie es – schreiend – mit dem Absatz gegen das Knie des Angreifers treten, ihm mit derselben Bewegung an der Innenseite der Wade eine Schramme versetzen oder so heftig wie möglich auf seinen Fuß treten und dann loslaufen kann. Eine andere Technik für ein schon größeres Kind wäre, dem Aggressor den Ellbogen in die Magen- oder die Leistengegend zu stoßen und dann wegzurennen. Vergessen Sie nie, daß wir es hier immer mit einer sehr gefährlichen Situation zu tun haben, in der ein Kind schwer verletzt werden kann und es seine einzige Chance ist, zu entkommen. Es geht daher darum, den Aggressor heftig genug zu erschrecken und ihm Schmerzen zuzufügen, so daß das Kind noch weglaufen kann.

- Sagen Sie den Kindern, sie sollen niemals einen Angreifer verfolgen; dies müssen sie der Polizei oder anderen Erwachsenen überlassen.
- Erfinden Sie Spiele, mit denen die Beobachtungsfähigkeit der Kinder geübt werden kann, wie zum Beispiel zehn Sekunden lang Gegenstände auf einem Tablett anzuschauen und sie dann aus der Erinnerung aufzuzählen. Lassen Sie ein Familienmitglied ins Zimmer kommen und es nach zehn Sekunden wieder verlassen. Die Kinder sollen nun versuchen, sich möglichst viele Einzelheiten dieser Person ins Gedächtnis zu rufen. Wenn Sie im Auto unterwegs sind, können Sie üben, wie man sich die Zahlen der Nummernschilder zum Beispiel bei roten Autos merken kann, und so weiter. Eine solche Beobachtungsfähigkeit ist schon im täglichen Leben nützlich, kann aber lebenswichtig werden, wenn es darum geht zu schildern, was geschah oder wie eine bestimmte Person aussah, von der ein Kind angegriffen wurde.
- Bringen Sie Ihren Kindern bei, auf Exhibitionisten überhaupt nicht zu reagieren. Viele Kinder berichten davon, daß sie in der U-Bahn, in der Nähe von Spielgruppen, in

Parks oder neben einer Bushaltestelle von Exhibitionisten belästigt wurden. Dies kann wirklich schreckenerregend sein und hat schon zu Alpträumen und anderen Problemen geführt. Erklären Sie den Kindern, daß eine Person, die so etwas tut, eine Reaktion auslösen will, und sei es nur in Form von Gelächter oder groben Worten. Das Beste, was ein Kind in einer solchen Situation tun kann, ist nicht hinzuschauen, so schnell wie möglich wegzulaufen und alles sofort einem Erwachsenen zu berichten.

Ein elfjähriges Mädchen stand an der Bushaltestelle, als ein Exhibitionist auf es zu trat und es »blitzte«*. Sie besaß die Geistesgegenwart, schnell wegzulaufen und in ein Geschäft zu treten, und konnte den Mann außerdem später noch so gut beschreiben, daß die Polizei den Mann aufgrund ihrer Information festnehmen konnte. Später berichtete das Mädchen, daß sie sich deshalb nicht habe erschrecken lassen und nicht in Panik geraten sei, weil sie wußte, wie sie sich verhalten sollte.

Auch hier gilt wiederum, daß es weitaus angebrachter ist, den Kindern Verhaltensstrategien zu vermitteln, als ihnen angst zu machen.

- Überprüfen Sie zusammen mit anderen Eltern die Zuverlässigkeit und das Verhalten Ihres Babysitters (siehe hierzu auch S. 156–157).
- Wenn Ihr Kind einen Alptraum hatte und sich fürchtet, wieder einzuschlafen, sollten Sie das Licht anmachen und mit dem Jungen oder dem Mädchen zusammen das Zimmer durchsuchen. Das wird Ihr Kind weit eher beruhigen, als wenn Sie sagen, da sei ja nichts. So vermitteln Sie Ihrem Kind auch, daß Sie ihm zuhören und glauben, was es Ihnen erzählt, und daß Sie bereit sind, aktiv zu intervenieren, um ihm zu helfen. Diese Art des Zuhörens wird für Ihr beiderseitiges zukünftiges Verständnis recht wichtig werden.

* schockartiger Effekt einer Exhibition

Achten Sie jedoch darauf, daß Sie Ihr Kind damit wirklich beruhigen; Ihr Sohn oder Ihre Tochter soll keinesfalls den Eindruck bekommen, es sei tatsächlich möglich, daß sich ein Monster im Kleiderschrank versteckt.

- Seien Sie zärtlich zu Ihren Kindern, umarmen, streicheln und küssen Sie sie. Menschen, die Kinder belästigen, haben in ihrem Leben selbst meist keine Zärtlichkeit erfahren: Aus einer amerikanischen Studie ging hervor, daß 80 Prozent von ihnen selbst als Kind entweder körperlich oder sexuell belästigt worden sind. Ehrlich gemeinte Umarmungen und Küsse sind die schönsten Geschenke, die wir unseren Kindern mit auf den Weg geben können.

Trotz aller Vorkehrungen und Vorsorgemaßnahmen ist es nicht immer möglich, ein Kind vor Leid zu schützen. Vergessen Sie aber niemals, daß, wenn einem Kind ein Leid zugefügt wird, immer der Angreifer schuldig ist und nie das Kind oder die Person, die versucht, das Kind zu schützen.

Wie helfen wir Jugendlichen, sich zu schützen?

Alle Eltern wünschen sich, daß ihre jugendlichen Kinder unabhängig werden. Trotzdem liegt es auf der Hand, daß auch diese Gruppe präventive Taktiken braucht, um mit eventuellen Belästigungen umgehen zu können. Das am häufigsten vorkommende Problem dieser Altersgruppe ist eine Vergewaltigung durch einen Bekannten oder anläßlich einer Verabredung, denn nur allzu oft befürchten Jugendliche, sie könnten die Gefühle des anderen verletzen; oder aber sie wollen sich vor ihren Freunden nicht blamieren, oder sie erwarten von jemandem, den sie gut kennen und dem sie vertrauen, nicht, daß er ihr Vertrauen mißbraucht. Ehe sie sich versehen, befinden sie sich in einer gefährlichen Situation und wissen nicht, was sie tun sollen.

Die achtzehnjährige Susanne war auf einer Weihnachtsfeier der Firma, in der sie schon seit einem Jahr arbeitete. Da sie zu viel getrunken hatte, bestand ihr Vorgesetzter, ein siebenundzwanzig Jahre alter Mann, darauf, sie heimzufahren. Er hatte sie schnell überredet, noch auf eine Tasse Kaffee in seine Wohnung zu kommen, damit ihre Eltern sie in diesem Zustand nicht sähen. Als sie in seiner Wohnung war, bedrohte er sie, vergewaltigte sie siebenmal und verließ die Ohnmächtige. Nachdem er weggegangen war, kam sie wieder zu sich. Sie verließ die Wohnung, nahm ein Taxi nach Hause und kehrte einfach nie wieder an ihren Arbeitsplatz in dieser Firma zurück. Auch erzählte sie niemandem von dem Vorfall und erstattete auch keine Anzeige bei der Polizei, denn »ich war es, die mit ihm in seine Wohnung gegangen ist. Die Polizei würde mir ja doch nicht glauben, wenn ich behauptete, daß es eine Vergewaltigung war.« Obwohl Susanne weiß, daß ihre Eltern ihr glauben würden, lebt sie in der Furcht, ihr Vater könnte den Mann, der sie vergewaltigt hat, umbringen, und daß ihre Eltern sich in Zukunft schreckliche Sorgen machen würden, wenn sie einmal ausgeht. Noch immer ist Susanne wegen dieses Vorfalles zornig, verletzt, verwirrt und verängstigt.

Was Sie besprechen sollten

Grenzen setzen

Erst wenn sie ihre eigenen Bedürfnisse und Grenzen erkannt haben, können sich Jugendliche bewußt werden, wann sie in eine gefährliche Situation geraten. Ihre Grenzsetzung wird von der Person, mit der sie gerade zusammen sind, abhängen, auch richtet sie sich nach dem Alter und dem Reifegrad des Jugendlichen. Beginnen sie erst einmal, über ihre eigenen Grenzen nachzudenken, fangen sie auch an, ihr eigenes Urteilsvermögen zu testen und ihm zu vertrauen – eine wichtige Voraussetzung für ihren Schutz.

Zum Grenzensetzen gehört die Entscheidung darüber, was der Jugendliche tut, wenn Freunde oder Bekannte ihn auffordern, bei etwas mitzumachen, was er entweder gerne tut oder was er nicht mag und bei dem er sich unwohl fühlt. Was also tun, wenn eine Gruppe von Freunden ins Kino gehen will, eine Party gibt, in eine Kneipe gehen möchte und sich betrinken, Ladendiebstähle begehen, Drogen ausprobieren, in eine Disco gehen, irgendwo Küssen und Schmusen will, oder einige Mädchen und Jungen aufsuchen, denen nach »Action« zumute ist? Jugendliche sollten also darüber nachdenken, was sie eigentlich wollen, ehe sie sich mit einer brisanten Situation konfrontiert sehen.

Wie zieht man Grenzen?

Sie müssen den Jugendlichen beibringen, ihre Grenzen andern – sei es dem Freund, der Freundin, den Kumpeln und überhaupt allen Bekannten – mitzuteilen. Obwohl der Druck, der von ihresgleichen ausgeht, in dieser Zeit groß ist, ist es leichter, »Nein« zu sagen, wenn dies im voraus geschieht. Manchmal – insbesondere für jüngere Jugendliche – ist es hilfreich, die Eltern als Vorwand zu benutzen: »Meine Mama läßt mich nicht.« Eltern sollten sich von der rebellierenden Haltung der Jugendlichen ihnen gegenüber nicht irreführen lassen. Insgeheim sind nämlich viele dankbar dafür, daß sie ihren Eltern die »Schuld« zuschieben können.

Dem Gefühl vertrauen

Oft haben Jugendliche kein Vertrauen in ihre eigenen Gefühle oder ihr eigenes Urteilsvermögen. Obwohl sie spüren, daß sie sich in eine schwierige Situation bringen, überlegen sie nicht, was sie eigentlich tun wollen, oder aber sie möchten sich bei ihren Freunden nicht lächerlich machen; deshalb beenden sie die Situation nicht, bis es dann zu spät ist. Indem sie lernen, ihrer inneren Stimme, ihrem Gefühl zu vertrauen, können Jugendliche viele potentielle Gefahren und Probleme vermeiden.

> Michael wurde dazu überredet, an einem Abend, als seine Eltern nicht zu Hause waren, eine Party zu geben. Seine Freunde versprachen ihm, ihm hinterher beim Aufräumen zu helfen, so daß seine Eltern »nie etwas davon erfahren« würden. Obwohl ihm nicht wohl dabei war, stimmte Michael zu, weil er unbedingt »dazugehören« wollte. Alles ging gut, bis sich eine Bande Unruhestifter aus der Nachbarschaft Zutritt zur Party verschaffte. Michael war im Grunde sofort klar, daß er Hilfe holen sollte; er glaubte aber immer noch, daß er, indem er die Situation selbst klärte, den Schwierigkeiten mit seinen Eltern vorbeugen könnte. Die Unruhestifter begannen, die Jungen zu verprügeln, einige der Mädchen zu belästigen und die Wohnung zu zertrümmern. Erst jetzt riefen einige der anderen Jungen die Polizei und setzten sich über den protestierenden Gastgeber hinweg, der sagte, daß seine Eltern ihn wegen dieser Party »umbringen würden«. Hätte Michael seinem eigenen schlechten Gefühl vertraut und die Party abgelehnt, wäre nichts dergleichen geschehen.

Wenn ein junger Mensch – oder überhaupt jeder – merkt, daß er verfolgt wird, sollte er unbedingt seinem Gefühl vertrauen und auch sofort danach handeln. In einem solchen Fall sollte er sofort zu einem belebten Ort, zu einem Geschäft oder, wenn er in einem Park ist, zu einem Spielplatz eilen. Sind Häuser in der Nähe, sollte er zu irgendeiner Haustür gehen und vorgeben zu läuten oder aber tatsächlich läuten, wenn die Person, die ihn verfolgt, hartnäckig bleibt. Man sollte auch nicht zögern, etwa mit einem Stein ein Fenster einzuschlagen, wenn dies notwendig sein sollte, um Hilfe zu bekommen. Ein zertrümmertes Fenster kann wieder repariert werden, und es erregt im richtigen Moment Aufmerksamkeit! Junge Menschen müssen wissen, daß sie von ihren Eltern unterstützt werden, wenn es zu einer solchen Situation kommen sollte.

Ein gutes Gespür für das Verhalten anderer haben

Wenn sich jemand daneben benimmt, ist es am besten, sichere Distanz zu ihm zu halten. Wenn zum Beispiel einer aus einer Gruppe von Jugendlichen unangebrachte Witze oder Bemerkungen macht, zu viel trinkt, nicht auf andere hört oder andere beleidigt, sollte sich der Jugendliche da nicht mit hineinziehen lassen.

Auch sollten Jugendliche mit Nachdruck »Nein« zu sagen oder sogar Hilfe herbeizuholen lernen, wenn ein anderer sich ihnen gegenüber allzu vertraulich benimmt, ihnen so nahe kommt, daß sie sich dabei unwohl fühlen, oder sie sogar anzufassen versucht.

Vermeiden unnötiger Risiken, zum Beispiel Trampen

Weil Menschen, die per Anhalter fuhren, schon entführt, vergewaltigt, ausgeraubt oder ermordet wurden, ist der einzig vernünftige Rat: Tun Sie es nicht!

»Nein« sagen und es auch meinen

Einem der am weitesten verbreiteten Märchen zufolge meint ein Mädchen »Ja«, obwohl es »Nein« sagt (siehe hierzu auch den Fragebogen mit richtigen und falschen Antworten auf S. 186–197). Um jedem Mißverständnis vorzubeugen, sollten Mädchen deshalb lernen, der betreffenden Person fest in die Augen zu sehen und mit lauter, sicherer Stimme »Nein« zu sagen. Sie sollten darauf achten, daß auch ihr Körper dasselbe ausdrückt. Mädchen im jugendlichen Alter sollten nicht vergessen, daß sie ein Recht auf »Nein«-Sagen haben und daß Küssen und Schmusen nicht als Aufforderung zum Geschlechtsverkehr mißinterpretiert werden darf.

Lassen Sie Ihrer Wut freien Lauf

In einer gefährlichen Situation geht es vielen Menschen so, daß sie vor Furcht erstarren und nicht mehr denken können. Dagegen hilft Wut, die Energien wachruft und Gedanken in die Tat umsetzt. Raten Sie den Jugendlichen, sie sollen sich sagen: »Das habe ich nicht verdient« und all ihre Kräfte mobilisieren, die nötig sind, um aus der schwierigen Lage herauszukommen.

Jugendliche sollten sich bewußt werden, daß sie sich vor potentiellem Schaden schützen können, wenn sie schnell und entschlossen handeln.

Jenny joggte im Park. Wegen ihres Walkman konnte sie den älteren Jungen nicht hören, der sich ihr von hinten näherte und sie in eine abgelegene Ecke zerrte. Sie sah zwar Menschen vorbeikommen, aber diese konnten sie nicht sehen. Zuerst war sie starr vor Schreck und konnte sich an nichts mehr erinnern, was sie in ihrem Selbstverteidigungskurs gelernt hatte. Als jedoch der Junge versuchte, ihr die Shorts herunterzuziehen, wurde sie wütend: »Ich habe ihm doch nichts getan«, dachte sie. »Er hat kein Recht, mir das anzutun!« Dabei stieß sie einen lauten Schrei aus, stieß ihn mit all ihrer Kraft von sich und lief auf den Parkweg zu. Der Junge war so überrascht, daß er in eine andere Richtung davonrannte. Später berichtete Jenny, daß ihr ihre Wut ungeahnte Kräfte verliehen habe.

Übrigens ist der Walkman ein Risikofaktor, mit dem unsere Eltern als Jugendliche nicht konfrontiert wurden – das Ältersein bringt also auch Vorteile mit sich! Aber die heutigen Jugendlichen müssen darauf aufmerksam gemacht werden, daß sie nicht nur in Gefahr sind, ihr Hörvermögen zu beeinträchtigen. Das Tragen eines Walkman kann einem Angreifer nämlich signalisieren, daß die Person, die ihn trägt, nichts von dem, was um sie herum vor sich geht, wahrnimmt. Wie in Jennys Fall könnte das gefährliche Folgen haben.

Selbstverteidigung

Für diejenigen, die bereit sind, die notwendige Arbeit auf sich zu nehmen und das, was sie gelernt haben, auch zu üben, ist die Teilnahme an einem Selbstverteidigungskurs eine gute Idee. Für die meisten Jugendlichen und Erwachsenen ist jedoch die Kenntnis und das Üben von drei, vier Techniken hilfreicher als allzuviel Information und Wissen, das in einer Krisensituation dann doch »wie weggeblasen« ist. Den meisten Menschen genügte es vielmehr, zu wissen, wie man sich aus einer Umklammerung befreit, wo die empfindlichsten Stellen des Körpers sind und wie man zutritt, beißt und schlägt. Prüfen Sie selbst, welche einschlägigen Kurse es in Ihrer Gegend gibt.

Der Jugendliche sollte mit einem Erwachsenen seines Vertrauens sprechen

Wird ein Jugendlicher vergewaltigt oder belästigt, spricht der Junge oder das Mädchen sehr oft nicht darüber, weil er oder sie den Druck durch Freunde oder die Demütigung fürchtet oder aber meint, ihm oder ihr würde doch nicht geglaubt. Deshalb brauchen auch Jugendliche Erwachsene, denen sie vertrauen und an die sie sich wenden können. Die Eltern können den Jugendlichen helfen, eine Liste solcher Erwachsener aufzustellen, oder aber die Jugendlichen können es selbst tun. Man muß ihnen sagen, daß sie so lange über einen Vorfall sprechen sollen, bis sie, ohne getadelt zu werden, Hilfe bekommen. Auch die Erwachsenen müssen lernen, Hilfe zu leisten, ohne zu tadeln. So hat zum Beispiel ein aufgeklärter Vater zu seinen Kindern gesagt, daß sie, sollten sie je in eine Situation geraten, mit der sie nicht fertig werden, ihn anrufen können, und er werde sie dann, ohne Fragen zu stellen, abholen.

Das Wissen, daß allein der Angreifer schuldig ist

Dieses Wissen ist äußerst wichtig, weil die meisten Jugendlichen aus Angst vor Schelte und Vorwürfen ihren Eltern nicht sagen wollen, wenn sie belästigt worden sind. Ja, die Jugendlichen schieben sich – wie viele Opfer von Vergewaltigungen – selbst die Schuld zu: »Ich habe die Regeln nicht beachtet, also ist es meine eigene Schuld.« Deshalb sollten

Eltern und andere Menschen, die es mit Jugendlichen zu tun haben, immer wieder betonen, daß es einzig und allein der Angreifer ist, der schuldig ist.

Die Fakten über sexuellen Mißbrauch

Da viele Menschen über die Tatsache des sexuellen Mißbrauchs falsch informiert sind, führt es zu einem besseren Verständnis des Problems, wenn die Fakten miteinander besprochen werden. Wenn Jungen und Mädchen dieses Thema gemeinsam angehen, so daß die Botschaft für beide Teile dieselbe ist, können sie anfangen zu verstehen, was sie voneinander zu halten haben, und in einem offenen und ehrlichen Klima miteinander umgehen.

Die Fragebögen auf den Seiten 172–197 können zur Einführung in dieses Thema verwendet werden. Obwohl die meisten Antworten einfach und klar verständlich sind, sollten die Fragebögen als Anregung für anschließende Diskussionen verwendet werden und nicht als eine Art Prüfung, bei der es »richtige« und »falsche« Antworten gibt. So kann zum Beispiel in dem Fragebogen für jüngere Jugendliche die Antwort auf die Frage Nummer 11 über das »Niemals-sich-zur-Wehr-Setzen« je nach den Umständen sowohl richtig wie falsch sein.

Jugendlichen sollte die Gelegenheit verschafft werden, die Antworten mit Freunden, Eltern oder dem Schulpersonal, wie Lehrern, Schulpsychologen oder Sozialarbeiter, zu diskutieren (siehe hierzu auch die »Tips für Jugendliche, die sich einen Teilzeitjob suchen« auf den Seiten 157–160).

Wie Lehrer und andere Erwachsene helfen können

In dem Maße, in dem die Besorgnis um die Sicherheit der Kinder zunimmt, fragen sich auch Lehrer und andere Erwachsene, die mit Kindern arbeiten, wie sie helfen können. Der Unterricht über persönliche Sicherheit umfaßt ein weites Gebiet: Kinder können verlorengehen, eingeschüchtert werden, ein Fremder kann sich ihnen zu nähern versuchen; jedoch kann auch von einer ihnen vertrauten Person, die üble Absichten hat, Gefahr ausgehen. Solche Unterrichtsstunden können aber auch Spaß machen, und nicht selten haben die Kinder Freude an ihnen.

Ehe man mit den Kindern über ihre persönliche Sicherheit spricht, ist es unerläßlich, auch die Unterstützung der Eltern und anderer Menschen aus der Gemeinde, in der sie leben, zu gewinnen, und zwar aus mehreren Gründen: Die Empfindsamkeit der Allgemeinheit muß in Betracht gezogen werden; die Diskussionen im Klassenzimmer müssen im Rahmen von Richtlinien gehalten werden, die für beide Teile, die Eltern und die Schule, akzeptabel sind. Für den Unterricht der Kinder zum Thema Selbstschutz gibt es viele Aspekte, und es ist nicht immer notwendig, jeden einzelnen miteinzubeziehen. So könnte es zum Beispiel Einwände religiöser oder ethischer Art geben, wenn Kindern beigebracht wird, sich gegen einen Angreifer körperlich zu verteidigen. Ein weiterer wichtiger Faktor ist, daß die Diskussion über »gute« und »schlechte« Berührungen zu der Enthüllung eines Kindes führen könnte, daß es bereits sexuell mißbraucht worden ist. Wenn dies eintritt, muß der Lehrer zu den entsprechenden Kommunaleinrichtungen Zuflucht nehmen.

Viele der Anregungen, die wir bislang in diesem Buch gegeben haben, können in Schulen, Kindergärten, Spiel- und Jugendgruppen aufgegriffen werden. Die jetzt folgenden Ideen, die für spezifische Altersgruppen gedacht sind, werden hier als zusätzliche Vorschläge für die Arbeit mit Kindern genannt.

Vorschulkinder

Eine Methode, die sich in der Arbeit mit noch sehr kleinen Kindern als recht praktikabel erwiesen hat, ist, das Thema »Sicherheit« mit der Erklärung einzuleiten, daß »sich schützen« gleichbedeutend ist mit »auf sich aufpassen«. Bitten Sie die Kinder, sich selbst auszudenken, wie sie auf sich selbst aufpassen können. Dazu äußerten Kinder folgende Gedanken:

- Haare waschen
- Zähne putzen
- Baden
- Essen
- Trinken
- Auf die Toilette gehen

Haus- und Lieblingstiere sind ebenfalls ein gutes Thema, um darüber zu sprechen, wie man auf jemanden oder auf etwas aufpaßt. Fordern Sie die Kinder auf, Ihnen in diesem Zusammenhang etwas über ein Spielzeug oder sonst etwas Besonderes, zum Beispiel eine Lieblingsdecke, die ihnen gehört, zu erzählen. Verwenden Sie dies als Mittel, um ihnen zu erklären, daß auch ihr Körper etwas Besonderes ist und nur ihnen gehört.

Erörtern Sie nun mit den Kindern das Berührtwerden und die anderen diesbezüglichen Gedanken, die an früherer Stelle in diesem Buch angesprochen worden sind. Das Kitzeln und Gekitzeltwerden ist eine gute Möglichkeit, um das Thema des Berührtwerdens anzuschneiden, weil fast alle kleinen Kinder zwischen dem Mögen oder Nichtmögen von Gekitzeltwerden unterscheiden können.

Lassen Sie die Kinder nun eine Liste von den Personen machen, mit denen sie gerne schmusen. Mit noch sehr kleinen Kindern können Sie dies im Gespräch tun, indem Sie sie fragen, von wem sie sich gerne umarmen und küssen lassen. An der Spitze der meisten Listen steht die Großmutter, gefolgt von Mama, Papa und dem Großvater. Der vierjährige Jakob erklärte, daß er es auch gerne hat, wenn sein Hund ihn beim Spielen ableckt. Kinder können auch ermutigt werden, ihre Liste von Leuten, die sie mögen, in Form von selbstgemalten Bildern oder mit auf einem Stück Papier aufgeklebten Fotos zu erstellen.

Anhand solcher Unterhaltungen, die Sie wie zufällig und spielerisch initiieren können, beginnen die Kinder, den Unterschied zwischen Mögen und Nichtmögen zu erfassen und ihren eigenen diesbezüglichen Gefühlen zu vertrauen.

Verwenden Sie Erzählungen wie *Die Geschichte von Peter dem Hasen,* um den Kindern klarzumachen, daß sie alles sagen sollen, selbst dann, wenn sie eine Familienregel übertreten haben. Der Hase Peter überging die Familienregel, nicht in Mr. McGregors Garten einzudringen, und entging nur mit knapper Not dem Schicksal seines Vaters, aus dem Hasenpfeffer gemacht worden war. Peter hatte seiner Mutter auch nicht erzählt, wie er seinen Mantel verloren hatte; er sagte ihr nichts davon, weil er nämlich gar nicht in diesen Garten hätte gehen dürfen. Darüber hinaus kann mit einer solchen Erzählung auch das Thema Selbständigkeit angesprochen werden, indem Sie erklären, wie Peter seinen Verstand gebrauchte, um wieder aus dem Garten herauszukommen.

Verwenden Sie Handpuppen oder Marionetten, um darzustellen, was auf einem Spielplatz alles passieren kann, so zum Beispiel wie ein Kind einem anderen das Spielzeug wegnimmt. Fragen Sie die Kinder, was sie in einem solchen Fall tun würden, wie sie einander helfen und wie sie sich Hilfe bei Erwachsenen holen würden.

Grundschulkinder

Im folgenden schlagen wir Ihnen eine Methode unter vielen vor, wie Sie Kinder im Grundschulalter beibringen können, sich zu schützen. Die meisten Kinder haben schon selbst erfahren, wie es ist, wenn man von jemandem schikaniert wird. Ein Lehrer oder Sozialarbeiter kann das Thema der Einschüchterung und Schikane einführen, indem er zum Beispiel folgendes erzählt:

> John spielt gerade im Park, als ein älterer und kräftigerer Junge zu ihm hingeht und von John verlangt, er solle sofort sein Taschengeld herausrücken. John gibt dem Kerl sein Geld und zeigt damit, daß er unfähig ist, sich selbst zu verteidigen.

Besprechen Sie nun mit den Kindern, wie John wohl dabei zumute gewesen ist und wie dem Angeber, und erklären Sie, daß John sein Recht auf Sicherheit weggenommen wurde. Fragen Sie die Kinder, was *sie* in einer solchen Situation tun würden. Sie werden aller Wahrscheinlichkeit nach von den Kindern hören, daß sie dem Schikanierer gern die Nase eingeschlagen hätten. Fragen Sie nun weiter, ob damit das Problem gelöst wäre. »Würde der Schikanierer dann nicht zurückschlagen?« Fragen Sie die Kinder jetzt, ob sie es nicht besser einem Erwachsenen erzählen sollten, oder ob dieser dann glaubt, sie würden Geschichten erzählen (wie wir dies schon im ersten Teil dieses Buches erörtert haben). Sollte keines der Kinder auf den Gedanken kommen, daß sie in einer solchen Situation ja auch einen Freund herbeiholen könnten, sollten Sie den Vorschlag machen, daß Menschen sich stärker fühlen, wenn sie auf die Hilfe eines Freundes, eines Bruders oder einer Schwester rechnen können.

Sollte nun zur Sprache kommen, daß ein Schikanierer ja

auch bewaffnet sein könnte, müssen Sie den Kindern erklären, daß es dann in jedem Fall besser ist, dem Kerl das Geld zu geben, es aber unbedingt hinterher einem Erwachsenen zu berichten.

Indem der Lehrer oder der Sozialarbeiter das Problem mit den Schikanierern im Zusammenhang mit dem Begriff der persönlichen Sicherheit besprechen, machen sie den Kindern ihr Recht auf Sicherheit klar.

Junge Jugendliche

Nachdem Sie die Diskussion mit den Jugendlichen eröffnet haben, indem Sie über ihre Rechte sprechen, sollten Sie ihnen den in diesem Buch auf den Seiten 179–185 abgedruckten Fragebogen in die Hand geben. (Auf Seite 179 finden Sie Hinweise, wie der Fragebogen am besten zu verwenden ist.) Sammeln Sie die ausgefüllten Fragebogen nicht wieder ein, sondern diskutieren Sie die Antworten mit den Jugendlichen, wozu wenigstens eine halbe Stunde nötig ist. Fahren Sie dann fort, indem Sie von Vorkommnissen mit Schikanierern oder Fremden berichten oder sich von den Jugendlichen erzählen lassen; ermutigen Sie die Jugendlichen, darüber zu reden, wie sie sich in den verschiedenen Situationen verhalten würden. Wenn die Kinder dann dazu aufnahmebereit sind, kann auch das Thema angeschnitten werden, was sie tun würden, wenn ein ihnen bekannter Erwachsener sich ihnen sexuell zu nähern versuchte. Eine Geschichte hierzu kann hilfreich sein, zum Beispiel die Geschichte von einem Mädchen (oder einem Jungen), das (oder der) für eine Tante und einen Onkel auf deren Baby aufpaßte. Auf dem Heimweg versucht der Onkel dann, das Mädchen zu küssen; das Mädchen stößt ihn zurück. Darauf sagt der Onkel zu ihm, daß es über diesen Vorfall mit niemandem sprechen dürfe, er müsse geheim bleiben. – Die nun folgende Diskussion sollte vor allem das Thema der Geheimhaltung ins Blickfeld rücken und herausarbeiten, mit wem der betreffende Teenager trotzdem sprechen sollte.

Ältere Jugendliche

Verwenden Sie für sie den Fragebogen auf den Seiten 186–197 und diskutieren Sie mit den Jugendlichen die Antworten. (Zur Anleitung, wie der Fragebogen eingesetzt werden kann, lesen Sie bitte auf Seite 186 nach.) Sammeln Sie die ausgefüllten Papiere nicht wieder ein. Erzählen Sie nun die auf Seite 63 abgedruckte Geschichte von Susanne und fragen Sie die Jugendlichen, wer der Schuldige war. Dies kann zu einer weiteren Diskussion über Verantwortung und Schuld, über das Vertrauen in seine Gefühle, über Grenzsetzungen und andere, im Kapitel 1 dieses Buches erörterte Themen führen, wie zum Beispiel das Thema im Abschnitt: »Wie helfen wir Jugendlichen, sich zu schützen?« Vielleicht hat der eine oder andere Lehrer auch den Wunsch, Elementarunterricht in Selbstverteidigung zu geben.

Anzeigepflicht in Fällen von vermutetem sexuellem Mißbrauch

Jeder, der mit Kindern arbeitet, sollte bewußt auf Gefahrenzeichen achten und wissen, wen er zu kontaktieren hat, wenn er Hilfe braucht. Obwohl die Richtlinien über das Anzeigen suspekter Fälle von sexuellem Mißbrauch an Kindern von Ort zu Ort verschieden sind, sollten sich die betroffenen Erwachsenen mit ihren lokalen sozialen Einrichtungen in Verbindung setzen, um sich von ihnen Vorschläge über geeignete Abhilfe zu holen. Die in diesem Buch auf den Seiten 168–169 aufgeführten Hilfsorganisationen stehen Ihnen ebenfalls mit ihrem Rat zur Verfügung. Die auf den Seiten 81–88 aufgezählten Gefahrensignale geben Lehrern wie Sozialarbeitern erkennbare physische und psychische Merkmale zur Hand, auf die sie achten sollten, wenn sie einen sexuellen Mißbrauch bei einem Kind vermuten.

Es gibt Kinder, die bereits sexuell mißbraucht worden sind, aber nichts davon gesagt haben. Deshalb ist es bei der Diskussion dieses Themas wichtig, daß darauf geachtet wird, daß die Kinder durch Sie nicht das Gefühl bekommen, schuldig zu sein. So ist einmal in einem solchen Workshop ein elfjähriges Mädchen in Tränen ausgebrochen und hat später gestanden, daß es von einem älteren Vetter zwei Jahre zuvor mißbraucht worden war. Das Mädchen fühlte sich schuldig, weil es diese Tat verschwiegen hatte, und auch, weil es nicht »Nein« gesagt hatte.

Wenn Sie mit den Kindern reden, müssen Sie ihnen auch sagen, daß Kinder manchmal in eine Lage kommen, in der sie weder »Nein« sagen noch Hilfe holen können. Betonen Sie mit Nachdruck, daß dies dann nicht ihre Schuld ist und daß Kinder, die einen Mißbrauch überlebt und nichts darüber gesagt haben, sehr tapfer sind, obwohl es besser wäre, sie holten sich bei einem Erwachsenen Hilfe. Wenn Ihnen ein Kind eröffnet, daß es sexuell mißbraucht worden ist, sollten Sie den Vorschlägen auf den Seiten 94–108 dieses Buches folgen, um mit dieser Situation fertig zu werden. Versprechen Sie dem Kind, daß Sie alles in Ihrer Macht Stehende tun werden, um es zu schützen; aber Sie sollten nicht versprechen, daß Sie über das Gesagte schweigen werden. Sie werden nämlich die Hilfe anderer Menschen brauchen, wenn Sie es mit einem Fall von sexuellem Mißbrauch eines Kindes zu tun haben. Ein solches Vorkommnis sollte niemals der Verantwortung einer einzelnen Person überlassen bleiben; das ist auch der Grund, warum die Unterstützung anderer Experten hier so wichtig ist.

Die Verwendung von Video-Aufzeichnungen

Es gibt heutzutage viele Video-Aufzeichnungen für Kinder zum Thema »Schutz vor sexuellem Mißbrauch«. Gutmeinende Erwachsene könnten sich deshalb dazu verleiten lassen, eine Video-Aufzeichnung dazu zu benützen, um ihre Kinder in dieses Thema einzuführen.

Diese Methode erweckt den Anschein, ein zugegebenermaßen schwieriges Thema auf eine nicht bedrohliche Art und Weise abzuhandeln. Wenn eine Video-Aufzeichnung als Hilfestellung für den Unterricht in Mathematik oder Naturwissenschaften geeignet ist, warum sollte man sie nicht auch im Unterricht über die Prävention von sexuellem Mißbrauch einsetzen?

Lehrer, die Videos als Unterrichtshilfen verwenden, sind normalerweise für das entsprechende Fach vorbereitet und verwenden die Video-Aufzeichnung nur, um eine Unterrichtsstunde zu stützen und/oder zu vervollständigen, nicht aber, um das Unterrichtsthema von seinem Konzept her neu einzuführen. Da die meisten Lehrer auf das Thema Verhinderung von sexuellem Mißbrauch von Kindern in keiner Weise vorbereitet sind, sollten Video-Aufzeichnungen nicht dazu verwendet werden, um die Kinder mit diesem Thema bekannt zu machen.

Auch können die Kinder anhand einer Video-Aufzeichnung das Thema gar nicht erfassen; ein Video hält sie auf Distanz. Die Erwachsenen dagegen denken, daß Kinder nun wissen, was sie zu tun haben, weil sie ein Video gesehen haben. Es ist jedoch äußerst schwierig, die Idee von »guten« und »unguten« Berührungen durch das passive Medium einer Video-Aufzeichnung zu vermitteln. Kinder werden, wenn sie ein Video gesehen haben, eine Menge Fragen haben, und die darauffolgende Diskussion muß interaktiv und kontinuierlich sein, um sicherzustellen, daß die Kinder die Botschaft verstehen. Für das Gespräch mit den Kindern gibt es keinen Ersatz, insbesondere nicht über ein Thema, das so heikel ist wie dieses.

Trotzdem können Sie einige Video-Aufzeichnungen als Teil einer Unterrichtsstunde verwenden, in der Sie noch einmal auf das zurückkommen, was Kinder in einem interaktiven Lernprozeß gelernt haben. Ein Video könnte dann als eine Art Werkzeug benutzt werden – niemals aber als das Erstmittel –, um die Diskussion fortzusetzen und um das Thema der persönlichen Sicherheit zu untermauern.

Weitere Vorschläge für Lehrer und Sozialarbeiter

- Arrangieren Sie einen Elternabend. Das Engagement und die Einbindung der Eltern sind hier von ausschlaggebender Bedeutung.
- Sprechen Sie darüber, wie und wo Hilfe möglich ist, wenn ein Kind die Unterstützung eines Erwachsenen braucht.
- Prägen Sie den Kindern ein, daß Sie es ihnen erlauben, »Nein« zu sagen, wenn es darum geht, sich zu schützen.
- Sprechen Sie mit ihnen über den Unterschied zwischen »guten« Geheimnissen und »schlechten« Geheimnissen.
- Helfen Sie den Kindern dabei, eine ganze Anzahl von Erwachsenen zusammenzustellen, denen sie sich im Notfall anvertrauen würden.
- Besprechen Sie mit den Kindern den Unterschied zwischen Bestechungen und Geschenken.
- Helfen Sie den Kindern, zu lernen, mit Tyrannen und Angebern umzugehen.
- Helfen Sie den Kindern, zu lernen, wie sie sich bei An-

näherungsversuchen nicht nur von Fremden, sondern auch von Bekannten verhalten sollen, die ihnen ein Leid zufügen könnten.

- Führen Sie Buch über Ihnen bekannt gewordene Vorfälle, zu denen Kinder ausgesagt haben, daß sich ihnen fremde Personen zu nähern versucht haben. Es muß sichergestellt sein, daß dieses Verzeichnis alle diesbezüglichen Vorfälle erfaßt und diese zentral überwacht werden.
- Achten Sie auf diesbezügliche Gerichtsverfahren in Ihrer Stadt; informieren Sie sich über ihren Ausgang.

2. Der Umgang mit Fällen von sexuellem Mißbrauch von Kindern

Wie erkennen wir die Anzeichen von Gefahr?

In den meisten Fällen von Gewalt gegen Kinder gibt es keine sichtbaren körperlichen Zeichen oder Symptome. Dies macht es oft schwierig, herauszufinden, daß ein Kind mißbraucht worden ist, insbesondere wenn das Kind selbst nichts über den Mißbrauch erzählt.

Es gibt jedoch einige allgemeine Merkmale, die bei allen Kindern, die mißbraucht worden sind, gleich sind und die darauf hinweisen, daß etwas nicht stimmt. Allein schon die Tatsache, daß Sie für diese Zeichen und Symptome aufgeschlossen sind, ist hilfreich, insbesondere wenn das Kind sich mut- und hoffnungslos gibt oder ein furchtsames Verhalten an den Tag legt, also immer vor etwas auf der Hut zu sein scheint. Menschen, die mit mißbrauchten Kindern zu tun haben, pflegen ein solches Verhalten als »eisige Wachsamkeit« zu bezeichnen; es ist so, als ob das Kind dem Leben gegenüber gleichgültig wäre und argwöhnisch dem, was ihm wohl jetzt noch passieren könnte, gegenübersteht.

Da es den Kindern schwerfällt, über das, was ihnen angetan worden ist, zu sprechen, können die Anhaltspunkte, die sie durch ihr Verhalten an den Tag legen, die einzigen Hinweise sein, herauszufinden, was sie beunruhigt. Viele solcher Verhaltensmuster könnten jedoch auch nur normale Zeichen dafür sein, daß die Kinder heranwachsen. In diesem Kontext ist es also wichtig, nicht zu vergessen, daß ein und dieselben Verhaltensmuster Zeichen für die beginnende Reife wie auch Hinweise auf sexuellen Mißbrauch sein können und deshalb immer untersucht werden sollten. In Anhang IV. finden Sie eine Liste möglicher Hinweise auf physischen und psychischen Mißbrauch sowie auf Vernachlässigung eines Kindes. Leider gibt es viele Fälle, bei denen mehr als nur eine Form des Mißbrauchs vorkommt.

Bei Kindern, die jünger als fünf Jahre alt sind, besteht Anlaß zu Beunruhigung, wenn folgende Anzeichen auftreten:

- Sie werden unsicher und klammern sich furchtsam an ihre Eltern;
- sie zeigen eine außerordentlich große Furcht vor einer bestimmten Person;
- sie weinen hysterisch, wenn ihre Windeln oder ihre Unterwäsche gewechselt wird;
- sie werden hysterisch, wenn man sie entkleidet, insbesondere wenn man ihnen die Unterwäsche auszieht;
- sie zeigen körperliche Spuren im Genitalbereich: zum Beispiel den Geruch von Sperma und so weiter;
- sie sind in der Mundhöhle, im Anal- oder Genitalbereich wund oder bluten dort;
- sie entwickeln sich zurück und nehmen wieder das Verhalten einer früheren Entwicklungsstufe an;
- sie benehmen sich sexuell auf eine nicht ihrem Alter gemäße Weise, indem sie zum Beispiel von sexuellen Themen wie besessen sind, was geradezu im Gegensatz zu einer normalen Entwicklung steht (siehe hierzu S. 84–88);
- sie starren wie blind vor sich hin, sind unglücklich, verwirrt und traurig;
- sie werden verschlossen, hören auf zu essen, haben chronische Alpträume, beginnen wieder einzunässen, obwohl sie schon sauber waren;
- sie spielen auf allzu wissende Art Sexualspiele mit Puppen oder anderen Kindern;
- sie produzieren Zeichnungen von den Sexualorganen, wie zum Beispiel von einem erigierten Penis;
- sie hören auf, an Aktivitäten mit anderen Kindern Freude zu haben, wie am Geschichtenerzählen oder am Spielen;

- sie scheinen beunruhigt oder bekümmert zu sein, sprechen aber nicht darüber, so als wollten sie etwas geheimhalten;
- sie sind einmal glücklich und aktiv und plötzlich verschlossen und furchtsam;
- sie wiederholen obszöne Ausdrücke oder Sätze, die sie von der Person, die sie mißbraucht hat, gehört haben müssen;
- sie sagen immer wieder, daß sie schlecht, schmutzig und gemein seien;
- sie werden aggressiv und verletzend.

Eine Mutter bemerkte, daß ihr vierjähriger Sohn plötzlich mehrere dieser Verhaltensweisen an den Tag legte. Sie zerbrach sich den Kopf über alle nur erdenklichen Ursachen dafür, kam aber zu keinem Ergebnis. Ihr Sohn war immer dann besonders unruhig und bekümmert, wenn er in die Nachbarwohnung zum Spielen ging. Von dort kam er ständig besonders übelgelaunt zurück, weigerte sich, zu essen, und ging auf sein Zimmer. Dabei murmelte er vor sich hin, daß er schmutzig, böse und gemein sei.

Nachdem die Mutter ihn lange genug ausgefragt hatte, machte sie ausfindig, daß der Mieter in der Nachbarwohnung ihren Sohn und sein eigenes Kind zu »schmutzigen Spielen« gezwungen hatte und ihnen befohlen hatte, es geheimzuhalten. Der Mieter hatte zu den Kindern auch gesagt, daß ihre Mütter sie hassen und fortjagen würden, wenn sie ein Wort darüber verlieren würden. Die Kinder waren darüber viel zu erschrocken, als daß sie es hätten erzählen können. Nur dadurch, daß die eine Mutter die Veränderungen im Verhalten ihres Kindes wahrgenommen hatte, konnte der Mißbrauch gestoppt werden.

Bei Kindern zwischen fünf und zwölf Jahren können folgende Zeichen auftreten, die auf einen sexuellen Mißbrauch hinweisen:

- Sie machen Anspielungen auf Geheimnisse, »die sie nicht weiter erzählen dürfen«;
- sie sagen, ein Freund habe ein Problem;
- sie fragen Sie, ob Sie ein Geheimnis für sich behalten könnten, wenn sie Ihnen etwas erzählten;
- sie beginnen zu lügen, zu stehlen und ganz offen zu mogeln und zu betrügen, in der Hoffnung, erwischt zu werden;
- sie verfügen plötzlich über unerklärliche Geldquellen;
- sie haben schreckliche Träume;
- sie beginnen, wieder in die Hosen zu machen und nachts einzunässen;
- sie zeigen plötzlich ein verändertes und unerklärliches Benehmen, und ihre Stimmung wechselt zwischen Aggressivität und Verschlossenheit;
- sie hören auf, sich für Aktivitäten zu interessieren, die ihnen zuvor noch Spaß gemacht haben, wie Musik, Kunst, ihre Pfadfinder(innen)gruppe, ein Sommercamp oder der Sportclub;
- sie ziehen sich vor ihrem Turnunterricht nur widerwillig aus;
- sie werden gewissen Erwachsenen gegenüber furchtsam oder weigern sich, mit diesen zu sprechen, und dies ohne jeglichen ersichtlichen Grund. Sie zeigen eine Abneigung gegenüber einem bestimmten Babysitter, einem Verwandten oder irgendeinem anderen bekannten Erwachsenen;
- sie zeigen sich sexuell auffällig, das heißt so, wie es ihrem Alter nicht entspricht;
- sie zeichnen Bilder explizit sexuellen Inhaltes, die zum Beispiel einen Akt sexuellen Mißbrauchs darstellen;
- sie scheinen etwas, das sie beunruhigt, zu verheimlichen;

- sie haben Harninfektionen, bluten im Genital- oder Analbereich oder sind dort wund;
- sie sind wund in der Mundhöhle oder bluten dort;
- sie haben chronische Beschwerden wie Magenverstimmungen oder Kopfweh;
- sie übernehmen zu Hause die Elternrolle und geben sich weit älter, als sie sind (für den Fall, daß sie Opfer eines Inzestes geworden sind);
- sie entwickeln Eßstörungen, wie zum Beispiel Anorexie (Appetitlosigkeit, Magersucht) oder Bulimie (Heißhunger);
- sie werden ernstlich depressiv, könnten sogar einen Selbstmord versuchen;
- ihre Selbstachtung ist gestört; sie neigen zu Selbstverletzungen;
- sie laufen ständig weg, reißen aus;
- sie regredieren auf ein früheres, ihrem Alter nicht entsprechendes Entwicklungsniveau, indem sie wieder Daumen lutschen oder sich wieder mit Kuschelspielzeug umgeben, das sie bereits weggepackt hatten;
- beim Gehen zeigen sie, wie unbehaglich ihnen dies ist;
- sie behaupten von sich selbst, sie seien zu nichts gut, sie seien vielmehr schmutzig und verdorben;
- sie sind argwöhnisch und scheinen immer vor irgend etwas auf der Hut zu sein;
- sie wiederholen obszöne Worte oder Sätze, die sie gehört haben müssen, als der Mißbrauch stattfand;
- sie versuchen, ein anderes Kind sexuell zu mißbrauchen;
- sie sprechen oder schreiben über sexuelle Dinge;
- sie erfinden hundert Ausreden, um nach der Schule nicht heimgehen zu müssen oder in ein befreundetes Haus (also an Orte, an denen der sexuelle Mißbrauch stattfinden könnte).

Ein achtjähriges Mädchen zeigte sich plötzlich verschlossen und unglücklich und weigerte sich, mit irgendeiner ihrer bisherigen Freundinnen zu spielen. Das Mädchen behauptete von sich, daß es häßlich sei, und begann, sich die Haare auszureißen und sich selbst zu beißen. Die Lehrerin des Kindes, die immer besorgter um das Mädchen wurde, versuchte mit ihm zu sprechen. Aber das Mädchen weigerte sich, zu reden. Danach hatte die Lehrerin eine Besprechung mit seiner Mutter, und es stellte sich heraus, daß sich das Kind zu Hause genauso benahm.

Nach langem Hin und Her wurde das Geheimnis aufgedeckt: Während eines Besuches hatte der Großvater vor kurzem das Kind sexuell mißbraucht. Es war das erste und einzige Mal gewesen, jedoch stellte sich nun heraus, daß der Mann über Jahre hinweg drei andere Enkelkinder mißbraucht hatte. Die betroffenen Kinder hatten nie darüber gesprochen, weil ihnen der Großvater gesagt hatte, er müßte, wenn sie redeten, ins Gefängnis. Das achtjährige Mädchen war durch die sexuelle Attacke so sehr angegriffen und geschädigt worden, daß es noch lange Zeit hindurch getröstet, gehegt und gepflegt werden mußte.

Bei jungen Menschen, die dreizehn Jahre alt und älter sind, können folgende Anzeichen, die auf sexuellen Mißbrauch schließen lassen, vorkommen:

- Sie sind chronisch deprimiert;
- sie sind suizidgefährdet;
- sie nehmen Zuflucht zu Drogen oder betrinken sich;
- sie fügen sich Selbstverletzungen zu und zeigen Selbsthaß;
- sie werden auf unerklärliche Weise schwanger;
- sie leiden an Gedächtnisausfall;
- sie werden magersüchtig oder leiden an Heißhunger;
- sie laufen von zu Hause weg;
- sie geben sich auf auffällige Weise verführerisch;

- sie werden bestimmten Menschen wie Verwandten oder Freunden gegenüber schreckhaft;
- sie spielen zu Hause eine Elternrolle, und zwar in einem so hohen Maße, daß sie das gesamte Kochen, Putzen und das Kinderhüten übernehmen; sie sorgen sich um alle und alles und vernachlässigen sich selbst;
- sie treffen keine Verabredungen mehr und wollen auch keine Freunde mehr um sich haben;
- sie sind wund in den Genital- und Analbereichen oder in der Mundhöhle; auch können sie dort bluten;
- sie erfinden Ausreden, um nicht nach Hause gehen zu müssen oder an einen ganz bestimmten Ort;
- sie haben häufig Alpträume oder fürchten sich vor der Dunkelheit;
- sie werden unfähig, sich zu konzentrieren, und scheinen wie in einer eigenen Welt zu leben;
- sie behaupten, ein »Freund habe ein Problem«, und reden dann davon, daß dieser Freund sexuell mißbraucht worden sei;
- sie haben chronische Beschwerden, wie Magenschmerzen oder Kopfweh;
- sie betreiben selbst sexuellen Mißbrauch mit einem Kind, Geschwister oder Freund;
- ihren Schul- und Arbeitsgewohnheiten gegenüber zeigen sie eine plötzlich veränderte Einstellung; sie beginnen die Schule zu schwänzen;
- sie werden verschlossen, kapseln sich ab oder sind scheinbar grundlos übertrieben beunruhigt;
- sie haben Anfälle von Wut oder irritierter Gereiztheit;
- sie wollen sich vor dem Turnunterricht nicht ausziehen;
- sie verfügen plötzlich über unerklärliche Geldsummen.

Die fünfzehnjährige Karin war von ihrem Stiefvater jahrelang sexuell mißbraucht worden. Er sagte zu ihr, sie sei für ihn etwas ganz Besonderes, kaufte ihr Geschenke und gab ihr große Geldsummen. Zu Hause hatte Karin die Verantwortung für alles übernommen; nie durfte sie mit Freunden, seien es Mädchen oder Jungen, ausgehen. Man hatte ihr beigebracht, daß die Familie auseinanderfallen würde und sie der Anlaß dafür wäre, wenn sie je irgend jemandem etwas über den sexuellen Mißbrauch sagen würde.

Da sich der Mißbrauch an ihr schon über Jahre hinzog, zeigte sie keine plötzliche Verhaltensveränderung, aber sie entwickelte im Laufe der Jahre verschiedene Symptome. So hatte sie zweimal einen Suizidversuch unternommen, war magersüchtig geworden, konnte sich in der Schule nicht mehr konzentrieren, war oft deprimiert oder hatte ständig irgendwelche Probleme mit ihrer Gesundheit.

Eigentlich hätte man den Grund für Karins Qualen aufgrund der Vielzahl von alarmierenden Anzeichen schon vor Jahren entdecken müssen. Dem sexuellen Mißbrauch konnte schließlich nur deshalb Einhalt geboten werden, weil eine resolute Gymnastiklehrerin Karins Symptome als Hinweise auf einen sexuellen Mißbrauch interpretierte. Karins Stiefvater gab den Mißbrauch allerdings nicht zu, ja sogar ihre eigene Mutter ergriff gegen sie Partei. Und obwohl Karin den Mißbrauch selbst aufdeckte, machte sie ihre Aussage später wieder rückgängig. Karin zog schließlich zu ihrer Großmutter, brauchte aber noch für lange Zeit Therapie, um mit dem, was ihr widerfahren war, fertig zu werden. Vielleicht wäre alles besser verlaufen, wenn der Mißbrauch schon früher aufgedeckt worden wäre. Wir werden es nie wissen.

Es soll an dieser Stelle noch vermerkt werden, daß manche Kinder und junge Menschen, die sexuell mißbraucht werden, sich sehr bemühen, zu verbergen, was mit ihnen geschieht. Irgendwie gelingt es ihnen, ein Benehmen an den Tag zu legen, das den Mißbrauch so gut verschleiert, daß niemand etwas merkt.

Was ist zu tun, wenn wir sexuellen Mißbrauch vermuten?

Wenn Sie bei einem Kind sexuellen Mißbrauch vermuten, über den es zu niemandem spricht, müssen Sie zuerst sicherstellen, daß Sie selbst, sollte das Kind Ihre Befürchtungen bestätigen, auf eine solche Eröffnung vorbereitet sind. Sehr oft hoffen Eltern und andere Erwachsene bis zuletzt, es gäbe doch noch eine andere Erklärung für die Symptome oder die Verhaltensweisen, die die Ursache für ihre Beunruhigung sind. Ehe Sie also mit einem Kind reden, sollten Sie dieses Buch lesen, insbesondere die Kapitel 1 und 2.

Bei einem noch kleinen Kind wäre ein möglicher Ansatzpunkt der, zuerst mit ihm über normale Umarmungen, Küsse, »saubere und gute« Berührungen, über Geheimnisse und ob man diese weitersagen darf, und so weiter zu sprechen, wie wir dies zu Beginn dieses Buches erörtert haben. Sie sollten dies langsam und allmählich tun, wenn nötig in Gesprächen, die sich über mehrere Tage verteilen; dabei sollten Sie auch darauf achten, Ihre eigenen Ängste vor dem Kind zu verbergen. Wenn das Kind dann bereit ist, zu sprechen, sollten Sie es *direkt* fragen, ob es von jemandem auf eine Weise berührt worden ist, die ihm weh tat oder die ihm unangenehm war. Die direkte, ruhig gestellte Frage ist deshalb wichtig, weil Kinder nur selten auf indirekt gestellte Fragen reagieren, weil sie dann nämlich gar nicht verstehen, wonach sie gefragt werden.

Ist ein spezielles *körperliches* Zeichen für einen sexuellen Mißbrauch vorhanden, sollten Sie auf dieses Körperteil des Kindes zeigen und Ihr Kind fragen, ob es von irgendwem dort berührt worden ist. Bewahren Sie die Ruhe und bedrängen Sie das Kind nicht! Lassen Sie dem Kind Zeit, es Ihnen dann und so zu sagen, wie es kann.

Eine Mutter berichtete, daß ihr dreijähriges Töchterchen oft eine gerötete, wunde Scheide hatte, wenn es aus der Wohnung eines älteren Vetters zurückkam. Die Mutter wollte ihre Tochter diesbezüglich nichts fragen, weil sie nicht wußte, wie sie es anfangen sollte, und weil sie das Kind auch nicht ängstigen wollte.

Nachdem sie sich selbst und ihre Tochter darauf vorbereitet hatte, das Problem in Ruhe zu besprechen, fand die Mutter heraus, daß der Vetter das Kind sexuell mißbrauchte. Wie die meisten Straffälligen, stritt auch er die Tat ab, als die Eltern des Mädchens ihn zur Rede stellten.

Je nach den Umständen muß der jeweils betroffene Erwachsene entscheiden, wie er am besten vorgehen kann, um die Interessen des Kindes zu wahren. In obigem Fall wurde dem Kind geholfen: Die Eltern beschlossen, zwar keine medizinische oder andere professionelle Hilfe in Anspruch zu nehmen, sie brachen aber sofort jeglichen Kontakt zu dem Vetter ab. Da es ihr Hauptanliegen war, dem Kind ein mögliches Erscheinen vor Gericht zu ersparen, nahmen sie keinen Kontakt mit der Polizei auf. Andere Eltern würden wahrscheinlich versuchen, den Straffälligen ins Gefängnis zu bringen, um andere Kinder zu schützen, und würden den Vorfall bei der Polizei anzeigen.

Ein achtjähriger Junge zeigte sich in zunehmendem Maße unglücklich, wenn er zum Nachhilfeunterricht im Rechnen zu seinem Privatlehrer gehen mußte. Da dem Kind das Fach nicht lag, dachten die Eltern, es wolle sich vor dem Mathematikunterricht drücken. Der Privatlehrer bestätigte diese Annahme. Nach mehreren Monaten zunehmender Spannungen, während welcher der Junge wieder begonnen hatte, das Bett einzunässen, und außerdem aggressiv und mißmutig geworden war, beschloß der Vater, mit seinem Sohn über sein Benehmen zu reden.

Schließlich kam heraus, was vorgefallen war: Der Lehrer hatte das Kind dazu benutzt, mit ihm »geheime Spiele« zu spielen; der Junge mußte sich zu diesem Zweck ausziehen. Als man den Jungen dann fragte, warum er nicht darüber gesprochen habe, entgegnete er, der Lehrer habe zu ihm gesagt, niemand würde ihm glauben, und wenn man ihn selbst fragen würde, würde er, der Lehrer, behaupten, daß der Junge lüge. Der Junge befand sich also in einer Situation, die ihm aussichtslos schien.

In diesem Fall wurde die Polizei eingeschaltet. Sowohl die Eltern wie die Polizei glaubten dem Kind; jedoch wurde der Lehrer mangels medizinischer Beweise und weil er hartnäckig leugnete, nicht gerichtlich verfolgt. Immerhin war dem Mißbrauch Einhalt geboten worden und hatte das Kind Beistand gefunden. Besorgniserregend in Fällen wie diesen ist, daß der Täter sein Tun fortsetzen und sich neue Opfer für seine sexuellen Attacken suchen wird.

Eine andere Mutter wurde zunehmend besorgter, als ihre neun Jahre alte Tochter anfing, schlecht und schlechter zu schlafen; auch umgab das Kind sich vor dem Schlafengehen wieder mit Schmusepuppen, die es eigentlich schon ausrangiert hatte. Plötzlich wollte das Mädchen an den Abenden auch nicht mehr mit den anderen Familienmitgliedern im Wohnzimmer sitzen. In der Schule hatte es keine Schwierigkeiten. Außerhalb des Hauses benahm es sich wie sonst – unauffällig.

Nachdem sich die Mutter alle erdenklichen Ursachen für das veränderte Verhalten ihrer Tochter überlegt und wieder verworfen hatte, fragte sie das Mädchen, ob irgendwer sie auf eine Weise berührt habe, bei der es sich unwohl und unsicher gefühlt habe. Das Kind verneinte dies, und die Mutter war sehr erleichtert. Aber das besorgniserregende Verhalten des Kindes hielt an, also befragte die Mutter ihre Tochter wieder und wieder.

Nach einem weiteren Monat sagte die Mutter schließlich: »Hast du Angst, mir dein Geheimnis zu erzählen, weil du glaubst, ich würde böse werden oder dich nicht mehr lieben? Egal, um was es geht, ich verspreche dir, daß ich versuchen werde, dir zu helfen, und nicht böse bin oder gar mit dir schelte.«

Jetzt erst bekannte das Kind, daß der Untermieter sich an ihm vergangen hatte, daß es aber geglaubt habe, es sei seine Schuld, weil es nicht weh getan und manchmal sogar angenehme Gefühle in ihr ausgelöst habe. Abwechselnd haßte und liebte das Mädchen den Täter und wußte nicht mehr aus noch ein.

Solche Gefühle machen es also für ein Kind noch schwieriger, zu reden und Hilfe zu suchen.

In diesem Fall wurde der Mann verhaftet. Es stellte sich heraus, daß er schon in einer Reihe von ähnlichen Fällen Kinder sexuell mißbraucht hatte. Er kam ins Gefängnis.

Obwohl die Situation besonders schwierig ist, wenn der Mißbrauch innerhalb der Familie stattfindet, muß der beunruhigte Elternteil Hilfe für das Kind suchen. Wenn es sich bei dem Verdächtigen um den Vater des Kindes, den Stiefvater oder einen sehr nahen Verwandten handelt, kann die Mutter oder die Stiefmutter die bereits angesprochene vorbereitende Methode verwenden, ehe sie schließlich mit dem Kind spricht. Wegen der Auswirkungen, die dies auf das Kind und die Familie haben wird, ist es sicherlich ratsam, daß Sie im voraus den Rat eines Experten einholen. Mehrere der Hilfsorganisationen, die auf den Seiten 168–169 in diesem Buch genannt sind, stehen Ihnen mit ihrem Wissen zur Verfügung und machen Ihnen Vorschläge, wenn Sie es wünschen, auch anonym.

Behauptet ein Kind, daß ein Mißbrauch stattgefunden habe, muß zunächst die anschließende Sicherheit und das Wohlergehen des Kindes gewährleistet werden. Niemals darf man ein Kind mit einer suspekten Person allein lassen.

Mit Jugendlichen zu reden ist meistens schwieriger, weil sie gewöhnlich schon die Erfahrung gemacht haben, daß die Erwachsenen ihnen ja doch nicht glauben, und daher zögern, sich mitzuteilen, aus Angst, man glaube ihnen auch dieses Mal nicht. Auch können Jugendliche die Konsequenzen ihrer Mitteilung besser einschätzen; dies gilt insbesondere für den Fall, wenn die den Mißbrauch ausübende Person ihnen gut bekannt ist oder gar zur eigenen Familie gehört. Auch könnte es sein, daß der Jugendliche vom eigenen Freund oder einem Bekannten mißbraucht worden ist, als er eine Familienregel oder -vorschrift mißachtet hatte. Sehr oft befürchten dann die Jugendlichen, sie würden für den sexuellen Mißbrauch bestraft werden und daß sie zum Beispiel nie mehr die Erlaubnis dafür bekämen, alleine auszugehen.

Obwohl die direkte Befragung manchmal zu der Enthüllung sexuellen Mißbrauchs führen kann, werden die meisten Jugendlichen darauf bestehen, selbst zu entscheiden, wem und wann sie so etwas erzählen. Wenn Sie also die Wege der Verständigung offenhalten und zeigen, daß Sie bereit zum Zuhören sind und nicht tadeln werden, kann dies die allerbeste und wirksamste Methode sein, um sowohl Jugendlichen als auch Kindern dazu zu verhelfen, zu reden.

Viele Menschen sind unsicher, wie sie mit vermuteten Fällen von sexuellem Mißbrauch umgehen oder was sie im Falle einer Enthüllung tun sollen. Dies ist nie leicht. Sie müssen jedoch geeignete Schritte unternehmen, um erst einmal herauszufinden, ob ein Mißbrauch stattfindet, damit sowohl dieses eine wie auch alle anderen Kinder geschützt werden können.

Der Langzeiteffekt eines Mißbrauchs auf das Leben eines Kindes hängt von der Schwere und der Dauer des Mißbrauchs ab und davon, wie dem Kind nach stattgefundenem Mißbrauch von der Familie, den Freunden und/oder Experten geholfen wird. Einige Kinder, besonders diejenigen, die von ihren Familien beschuldigt, getadelt oder verstoßen werden, tragen ihre Narben ein Leben lang mit sich herum und können als Erwachsene niemals liebevolle Bindungen eingehen. Aber Kinder sind elastisch. Wenn sie Zuwendung und die richtige Pflege bekommen, wird auch der Heilungsprozeß einsetzen. Kinder, die diese Unterstützung erfahren, haben eine weitaus größere Chance, mit dem Erlebten fertig zu werden und schließlich neue, stabile Beziehungen aufzubauen.

Was ist zu tun, wenn ein sexueller Mißbrauch stattfand?

Man kann Kinder nicht rund um die Uhr überwachen. Auch wenn Sie alle erdenklichen Vorsichtsmaßnahmen treffen und Ihren Kindern Taktiken an die Hand geben, wie sie sich schützen sollen, können Sie nicht garantieren, daß ihnen nicht doch Schaden zugefügt wird. Wurde festgestellt, daß ein Kind mißbraucht worden ist, so löst dies oft Gefühle der Empörung und der Hilflosigkeit aus: »Hätte ich sie doch von der Schule abgeholt, dann wäre das nicht passiert!« Oder: »Wäre mir klar geworden, warum er sich so benahm, dann hätte ich allem Einhalt gebieten können!« Die hieraus resultierenden Schuldgefühle oder zum Beispiel auch die Reaktionen anderer Leute können Ihre Befürchtung, irgendwie hätten Sie den Mißbrauch doch verhüten können, noch nähren.

Da die meisten Kinder jemandem, den sie lieben, keine Schmerzen zufügen wollen, mag es vorkommen, daß sie versuchen, auch Sie zu schützen. Die Reaktion eines Erwachsenen wird also oft ausschlaggebend dafür sein, wieviel das Kind aussagen wird. Es mag sein, daß ein Kind portionsweise mit einem Problem herausrückt, um Stück für Stück Ihre Reaktion zu testen. Folgende Vorschläge können hier eine Hilfe sein:

- Bleiben Sie ruhig. Versuchen Sie, Ihren Ärger, den

Schock, Ihre Erschütterung, Ihre Verlegenheit und Ihre Beschämung dem Kind nicht zu zeigen. Wenn Sie Ruhe bewahren, so wird dies die Auswirkung des Traumas mildern. Sie verhelfen Ihrem Kind dann zu dem Glauben, daß Sie jetzt die Kontrolle über eine Situation, mit der der Junge oder das Mädchen nicht fertig werden konnten, fest in der Hand haben. Wenn Sie in Ihrer Kindheit eine ähnliche Erfahrung gemacht haben, könnte Ihnen dies zwar sehr schwer fallen. Wollen Sie für sich selbst und Ihr Kind die Hilfe eines Experten in Anspruch nehmen (siehe unten), werden Sie wohl vertraulich mit ihm über das reden wollen, was Ihnen selbst in der Vergangenheit zugestoßen ist.

- Glauben Sie Ihrem Kind. Kinder lügen nur selten, wenn es um sexuellen Mißbrauch geht, und wenn, dann nur, weil sie ihn leugnen, um jemanden zu schützen.
- Beruhigen Sie Ihr Kind. Geben Sie ihm das Gefühl von Sicherheit. Oft fühlen sich Kinder wegen eines solchen Vorfalles nämlich schuldig oder sogar für ihn verantwortlich. Betonen Sie, daß es nicht die Schuld des Kindes ist. Sagen Sie Ihrem Kind, daß Sie froh sind darüber, daß es Ihnen nun alles gesagt hat.
- Ermutigen Sie das Kind zum Sprechen. Fragen Sie behutsam nach und vergewissern Sie sich, daß das Kind versteht, daß es auf Ihre Unterstützung rechnen kann. Drängen Sie Ihr Kind nicht zum Reden, aber zeigen Sie ihm, daß Sie gerne bereit sind, ihm zuzuhören.
- Melden Sie den Vorfall den Behörden. Diese Entscheidung mag Ihnen nicht leichtfallen. Das Alter des Kindes, die Schwere der Straftat und die zu erwartenden Auswirkungen einer Gerichtsverhandlung werden von Eltern als ihre Vorbehalte genannt, wenn es darum geht, ob sie Anzeige erstatten sollen oder nicht. Aber der Erwachsene sollte auch die Gefahr, die anderen Kindern droht, wenn man einen Straftäter ungestraft weiter frei herumlaufen läßt, in Betracht ziehen. Wird die Tat angezeigt, sollten Sie Ihrem Kind erklären, daß ein Polizist oder eine Frau oder

ein anderer Experte gerne mit ihm reden möchte und daß es die Aufgabe der betreffenden Person sei, dabei mitzuwirken, daß andere Kinder geschützt werden können. Bleiben Sie während der Besprechung bei Ihrem Kind.

- Loben Sie Ihr Kind dafür, daß es den sexuellen Mißbrauch überlebt hat. Erklären Sie ihm, daß es zum Zeitpunkt, als der Mißbrauch stattfand, keine andere Wahl hatte. Sagen Sie ihm wiederholt, wie glücklich Sie sind, daß es überlebt hat und daß es jetzt in Sicherheit ist. Damit helfen Sie Ihrem Kind, mit der Frage fertig zu werden: »Was habe ich falsch gemacht?« Später können Sie mit ihm auch darüber reden, wie es sich in Zukunft schützen kann, und die Gelegenheit dazu benutzen, ihm vorbeugende Strategien einzuprägen.
- Nehmen Sie, wenn nötig, ärztliche Hilfe in Anspruch. Erklären Sie Ihrem Kind, was der Arzt tun wird und warum. Vergewissern Sie sich, daß der Arzt mitfühlend ist. Im persönlichen Gespräch sollten Sie den Doktor bitten, er solle Ihr Kind dahingehend beruhigen, daß mit seinem Körper trotz des Vorfalles alles in Ordnung ist. Bleiben Sie während der ärztlichen Untersuchung bei Ihrem Kind, wenn es irgendwie passend und möglich ist.
- Holen Sie sich Hilfe. Der Rat von Experten oder von Selbsthilfegruppen kann den traumatischen Effekt des Vorfalles mindern.
- Versuchen Sie, die Routine in Ihrem Heim und in der Schule nicht zu unterbrechen. In Streßsituationen ist dies hilfreich, weil Routine den Tagesablauf strukturiert und wahrscheinlich auch den Heilungsprozeß erleichtert. Handelt es sich bei dem Straffälligen um ein Familienmitglied, muß entschieden werden, was für das Kind das Beste ist.
- Wiederholen Sie immer und immer wieder, daß alles ganz allein die Schuld der Person ist, die den sexuellen Mißbrauch begangen hat. Sagen Sie zu Ihrem Kind niemals, daß das, was geschehen ist, schmutzig oder unanständig war. Sagten Sie dies nämlich, nähme das Kind an, daß es

irgendwie doch mitschuldig ist. Versuchen Sie, keine aburteilenden Äußerungen über den Täter zu machen, denn in manchen Fällen könnte das Kind dieser Person mit gemischten Gefühlen gegenüberstehen. Dies trifft besonders dann zu, wenn der Täter entweder ein Mitglied der Familie ist oder eine Person, die das Kind gut kennt. Wenn nötig, können Sie ja sagen, daß es nicht recht war, was die betreffende Person getan hat, oder aber Sie erklären Ihrem Kind, diese Person habe ein Problem und brauche Hilfe. Jüngeren Kindern gegenüber mag die Aussage helfen, daß die betreffende Person ungezogen gewesen sei; Sie können sie auch mit einem Einbrecher vergleichen, der etwas mitgenommen hat, was ihm nicht gehört.

- Verwenden Sie Puppen oder Marionetten. Bei noch sehr kleinen Kindern können Sie auch Spielsachen verwenden, um mit ihnen über ihre Gefühle zu sprechen. Dieser Weg kann auch hilfreich sein, wenn Sie dem Kind jene vorbeugenden Methoden beibringen wollen, die wir schon an früherer Stelle in diesem Buch erörtert haben.

Sexuelle Gewaltdelikte

Es ist immer schwierig, mit dem Mißbrauch eines Kindes umzugehen. Wenn ein Kind aber außerdem noch schlimm geschlagen und sexuell mißbraucht oder gar vergewaltigt wird, kann das Trauma für das Kind und seine Familie überwältigend sein.

> »Als man mir schließlich erlaubte, meine Tochter zu sehen, wurde ich ohnmächtig. Da lag meine elfjährige Tochter, und ihr Gesicht war so zerschlagen, daß ich sie nicht mehr erkennen konnte. Sie hatte Knochenbrüche und schreckliche innere Verletzungen, und ich war so hilflos und konnte nichts für sie tun. Ich wollte den

Menschen, der ihr all dies angetan hatte, umbringen. Ich wußte, daß wir unsere Tochter um ein Haar für immer verloren hätten, und überlegte immer wieder, wie so etwas nur hatte geschehen können und warum. Ich war wütend auf mich selbst und meinen Mann, daß wir sie nicht besser hatten schützen können. Ich haßte den Mann, der dies verbrochen hatte, und war zornig, daß so etwas meinem Kind widerfahren konnte. Unsere Welt war zutiefst erschüttert.«

Wenn wir es mit einem solchen Fall zu tun haben, können einige der früher von uns gemachten Vorschläge hilfreich sein. Bei einem Vorkommnis wie dem eben beschriebenen werden gewiß auch die Polizei und die zuständigen Gesundheitsbehörden eingeschaltet, und eine gründliche Untersuchung der Tat wird in die Wege geleitet. In mancherlei Hinsicht können diese Initiativen sowie die sofortige Intervention von Hilfe sein, weil sie strukturgebend sind und das Gefühl vermitteln, daß »etwas getan wird«. Leider bleiben die meisten Familien jedoch sich selbst überlassen, um mit den Nachwirkungen eines sexuellen Gewaltdeliktes fertig zu werden; oft sind sie dabei ohne jede Hilfe.

Wenn also einer Familie und ihrem Kind kein Rat und keine Unterstützung von professioneller Seite angeboten wird, sollten die Eltern sich entweder an die sozialen Einrichtungen oder ihren Hausarzt wenden und sich von diesen die Namen von einem Rechtsbeistand, von Psychiatern oder Psychologen geben lassen. Auch Freunde können von Hilfe sein, indem sie geduldig zuhören und sich nicht abwenden. Wenn nämlich ein Kind gewaltsam mißbraucht worden ist, fällt es Menschen, die davon erfahren haben, oft schwer, etwas dazu zu sagen, weshalb sie es dann meist vorziehen, nichts zu sagen oder vorzugeben, es sei nichts geschehen.

Viele beteiligte Personen, die mehr oder weniger mit einem Kind in Kontakt standen, das zum Opfer eines sexuellen Gewaltdeliktes geworden war, haben ausgesagt, daß das gut gemeinte Schweigen der Personen ihrer Umgebung nur dazu führte, daß sie sich schuldig fühlten oder sich gar schämten. Man half ihnen nicht, ihren Gefühlen freien Lauf zu lassen; folglich fühlten sie sich für das, was geschehen war, verantwortlich. Eine Person, die als Kind vergewaltigt worden war, sagte dazu:

> »Wann immer ich versuchte, mit meiner Mutter zu sprechen, brach sie in Tränen aus und jammerte, wie leid ihr das alles tue. Es erschreckte mich, wenn sie weinte; deshalb hörte ich ganz auf, über dieses Thema zu sprechen. Ich sehnte mich danach, daß sie mich in die Arme nahm und mir sagte, daß sie mich liebe und daß ich in Zukunft nicht immer so traurig sein würde. Vermutlich wollte ich von ihr auch nur die Beteuerung hören, daß nicht mein ganzes Leben ruiniert war.«

Das Reden und Zuhören wird einem Kind helfen, mit dem, was geschehen ist, fertig zu werden und es zu verarbeiten. Zwar wird ein Kind eine Vergewaltigung wohl kaum vergessen können, aber diese muß nicht unbedingt sein ganzes Leben zerstören. Geben Sie also dem Kind Gelegenheit und Zeit, über seine Gefühle zu sprechen, indem Sie ihm sagen, daß Sie ihm gerne zuhören und ihm helfen wollen. Erlauben Sie dem Kind, so lange es will darüber zu reden, auch wenn dies viel Zeit in Anspruch nimmt. Ist Ihr Kind wütend oder verängstigt, sollten Sie ihm helfen, diese Gefühle auszudrücken. Damit können Sie Ihrem Kind auch ermöglichen, Fragen über das Geschehene zu stellen.

Fragt das Kind: »Warum hat jene Person dies getan?«, könnte eine mögliche Antwort darauf sein, daß die bewußte Person ein Problem habe und daß es nicht die Schuld des Kindes gewesen sei. Sagen Sie dem Kind, wie froh Sie sind, daß es am Leben ist, und daß Sie alles versuchen werden, daß es so schnell wie möglich wieder auf die Beine kommt.

Geben Sie auch zu, daß Sie nicht auf alle Fragen eine Antwort wissen. Oft gibt es keine Antwort auf das Warum; wenn Sie Ihrem Kind aber immer wieder versichern, daß Sie es lieben und daß es unschuldig an dem Vorfall ist, werden Sie den Heilungsprozeß beschleunigen.

Der Heilungsprozeß kann sowohl für das Kind wie auch für die Familie oft sehr langwierig sein. Außerdem werden die anderen Kinder der Familie besonders viel Liebe brauchen, denn auch sie werden zornig, verletzt und verängstigt sein, ja sogar eifersüchtig auf die besondere Zuwendung, die ihre Schwester oder ihr Bruder jetzt erfährt.

Der nächste Schritt

Wenn Ihr Kind sexuell mißbraucht oder gar vergewaltigt worden ist, werden Sie Hilfe und Unterstützung brauchen, insbesondere dann, wenn die Erwachsenen in der Familie einander die Schuld zuschieben oder wenn jeder der beiden Elternteile auf seine Weise reagiert. So geschah es zum Beispiel in einer Familie, deren Kind eine Vergewaltigung überlebt hatte, daß die Mutter das Bedürfnis hatte, zu weinen und sich auszusprechen, während der Vater seinerseits so reagierte, daß er sich in heftige Aktivitäten stürzte. Jeder der beiden Elternteile nahm dem anderen übel, wie er mit seinen Emotionen umging; beide waren unfähig, sich gegenseitig zu unterstützen oder ihrem Kind zu helfen. Gehen Sie also mit Ihren Gefühlen so um, daß Sie Erleichterung finden, aber Sie sollten nicht versuchen, Ihre Art zu reagieren anderen aufzuzwingen. Sind Sie alleinerziehend, sollten Sie Hilfe und Unterstützung bei Freunden oder Verwandten suchen.

Nicht nur das mißbrauchte Kind, sondern auch die anderen Familienmitglieder brauchen Zeit, um mit dem, was geschehen ist, fertig zu werden, denn es gibt keine Wundermittel, um ein Trauma wie das des sexuellen Mißbrauchs eines Kindes zu bewältigen.

Die Nachwirkungen des Mißbrauchs

Die Art, wie Kinder auf Mißbrauch reagieren, ist vielfältig, und zwar kommt es auf folgendes an:

- wie der Mißbrauch von dem Kind wahrgenommen wird – als schmerzhaft, unangenehm, beunruhigend, unheimlich, entsetzlich, oder als etwas Angenehmes, und so weiter;
- wie alt das Kind ist;
- in welcher Beziehung das Kind zum Straffälligen steht;
- auf die Art des Mißbrauches;
- auf die Schwere und Dauer des Mißbrauches;
- auf die Reaktion der Personen in der Umgebung des Kindes;
- welche Hilfe dem Kind und der Familie nach dem stattgefundenen Mißbrauch zuteil wird.

Die Reaktionen der Kinder reichen von Rückzug, Wut, Mißmut, Verwirrung, Aggressivität, Schuldgefühlen und Angst bis zur Selbstbeherrschung oder angeblicher Gleichgültigkeit.

Wie wir mit den Nachwirkungen umgehen können

Um mit den Nachwirkungen eines sexuellen Mißbrauchs fertig zu werden, benötigen die meisten Kinder eine therapeutische Behandlung oder fachmännischen Rat. Wenn Ihnen und Ihrem Kind eine solche therapeutische Behandlung, der Rat eines Experten oder eine andere Form von Hilfe nicht zur Verfügung steht, gibt es einige Dinge, die Sie oder andere um Ihr Kind besorgte Erwachsene tun könnten:

- Erklären Sie dem Kind, daß Sie bereit sind, ihm zuzuhören, wann immer es über den Vorfall sprechen möchte.
- Wenn Sie mit dem Kind reden, sollten Sie beruhigend auf es einwirken und immer wieder betonen, daß es nicht seine Schuld war. Die auf den Seiten 94–97 aufgeführten Richtlinien sind auch hier zutreffend.
- Sie sollten Knetgummi oder Plastilin vorrätig haben und das Kind damit spielen lassen, so daß es auf diese Weise seine Gefühle zum Ausdruck bringen kann.
- Auch das Malen können Sie zu diesem Zweck verwenden. Versuchen Sie, Ihr Kind dazu zu bewegen, ein fröhliches oder ein trauriges Gesicht zu malen und dann darüber zu sprechen, warum das Gesicht jeweils einen anderen Ausdruck hat. So kann das Kind sich in sicherer Distanz zu dem Erlebten halten und trotzdem seine Sorgen ausdrücken.
- Ermuntern Sie das Kind zum Beispiel auch zum Fingermalen, zum Spielen mit Wasser, Sand oder Sandsäkken oder lassen Sie es Nägel in Holz hämmern – kurzum: Lassen Sie es jegliche Art körperlicher Aktivitäten ausüben, die die aufgespeicherte Angst und Not zu entladen hilft.
- Auch Ausflüge, die ablenken, können eine therapeutische Wirkung haben.

Oft bleiben mißbrauchte Kinder sich selbst überlassen; sie konnten von sich selbst nicht mehr positiv denken. Um solchen Kindern zu helfen, wieder vertrauensvoller und selbstbewußter zu werden, können Sie wie folgt vorgehen:

- Verwenden Sie die Übung mit dem »Nein«-Frage- und Antwort-Spiel auf den Seiten 41–43.
- Loben Sie das Kind, wenn es eine Sache gut gemacht hat, zum Beispiel nach dem Aufräumen oder wenn es den Tisch deckt.
- Beteiligen Sie das Mädchen oder den Jungen an Entscheidungen, zum Beispiel solchen, die mit den kleinen Dingen des täglichen Lebens zu tun haben, wie etwa, welchen Pullover das Kind anziehen möchte.
- Ermuntern Sie das Kind zum Experimentieren oder zu kreativem Tun.
- Stellen Sie das Produkt seiner Arbeit – je nachdem, um was es sich dabei handelt – auf einem Regal auf oder hängen Sie es an die Wand. Sagen Sie ihm, wie gut es Ihnen gefällt.
- Geben Sie dem Kind Zeit und Raum – aber erdrücken Sie es nicht mit Ihrer Liebe!

Spricht Ihr Kind davon, daß es sich schlecht fühlt oder sich für schlecht hält, dann sollten Sie nicht versuchen, dies zu bagatellisieren. Beispielsweise wird ein Kind behaupten, daß es schmutzig oder häßlich sei, und Sie würden dem gerne entgegnen, daß dies nicht wahr sei. Das Problem ist, daß dies für das Kind sehr wohl wahr sein mag, und Sie sollten erst überlegen, wie sich das Kind fühlt. Anstatt also diese Gefühle zu verneinen, sollten Sie sie bestätigen, indem Sie sagen: »Es muß recht schwer für dich sein, wenn du dich so fühlst. Nun wollen wir einmal miteinander darüber reden.« Dadurch bekommt das Kind die Chance, einige dieser schlechten Gefühle loszuwerden, indem es darüber spricht. Auf alle Fälle müssen Sie dem Kind auch sagen, daß Sie seine schlechte Meinung über sich selbst nicht teilen.

Da viele Opfer von Mißbrauch das Gefühl für ihren eigenen Körper verloren haben, sollten Sie Körperempfindungsübungen wie die folgenden mit Ihrem Kind machen:

- Bewegungen nach Musik,
- Zeichnen von Selbstporträts,
- Zeichnen des Körperumrisses des Kindes in Lebensgröße; Sie können dazu eine Tapete benutzen und das Kind dazu ermuntern, seine Silhouette mit Farbe auszumalen.
- Schauen Sie gemeinsam mit ihrem Kind seine Kinderphotos an.
- Blicken Sie mit Ihrem Kind in den Spiegel und lassen Sie es erzählen, was es sieht.

Wichtig ist auch, daß Sie Ihrem Kind helfen, eventuelles unangebrachtes Benehmen, wie das zwanghafte Masturbieren in der Öffentlichkeit, unter Kontrolle zu bekommen. Helfen Sie ihm, indem Sie ihm sagen und zeigen, was man tun darf und was nicht; beraten Sie sich mit den Lehrern und anderen Personen, die helfen können, Grenzen zu setzen. Erklären Sie Ihrem Kind, daß die Person, die den sexuellen Mißbrauch an ihm verübte, im Unrecht ist, auch wenn sie von sich das Gegenteil behauptet.

Kinder entwickeln sich zuweilen auf ein Niveau zurück, das ihrem Alter nicht mehr angemessen ist: Sie spielen und schmusen wieder mit einem alten Teddybär oder fangen wieder an, am Daumen zu lutschen. Dies kann beruhigend und tröstend auf sie wirken und sollte ihnen erlaubt werden, da es ihnen helfen kann, mit dem, was geschehen ist, fertig zu werden.

- Seien Sie liebevoll und verschmust mit dem Kind! Allerdings *nur* dann, wenn das Kind sich dabei wohl fühlt. Manchmal schreckt ein Kind, daß mißbraucht worden ist, vor jedem körperlichen Kontakt zurück. In einem solchen Fall sollten Sie es nicht zwingen, ihm aber offen zeigen, daß Sie es gerne hätten, wenn es Sie dann umarmt und küßt, wenn es selbst wieder Lust darauf hat.

Eine solche Zurückhaltung kann einem Erwachsenen, der es gerne trösten möchte, natürlich schwerfallen.

- Sind Sie der Vater oder ein enger Freund der Familie des Kindes, das sexuell mißbraucht worden ist (also ein Mann), trifft Obiges in besonderem Maße zu. Wenn ein Kind von einem Mann mißbraucht worden ist, widerstrebt es seinem Vater aus Angst, dem Kind zu schaden, manchmal, das Kind zu kosen und zu küssen. Wenn Sie diese Art von Zurückhaltung üben, obwohl Sie eine liebevolle Beziehung zu dem Kind haben, könnte es dadurch Ihrem Kind allerdings noch schwerer fallen, sich wieder zu erholen.
- Sagen Sie dem Kind vielmehr, daß Sie es lieben und mögen. Nicht selten glauben Kinder, nicht mehr liebenswert zu sein, wenn sie einmal sexuell mißbraucht worden sind.
- Handelt es sich bei dem mißbrauchten Kind um einen Jungen, kann ihn der Gedanke quälen, wie der Mißbrauch sich auf seine Männlichkeit auswirkt. Er könnte zum Beispiel denken, daß er nun schwul ist oder daß er überhaupt nur deshalb mißbraucht worden ist, weil er schwächlich wirkt. Gerade er braucht die Vergewisserung, daß all dies nicht seine Schuld war und daß die Tatsache, daß er von einem Mann mißbraucht worden ist, ihn *nicht* »zu einem Homosexuellen macht«. Es mag hilfreich sein, in diesem Zusammenhang zu erwähnen, daß sogar sehr starke, erwachsene Männer eine solche Erfahrung gemacht haben. Dasselbe trifft auf Fälle zu, in denen ein Mädchen von einer Frau mißbraucht worden ist.
- Ist ein Junge von einer Frau mißbraucht worden, braucht er dieselbe Hilfe und Rückversicherung wie jedes andere Opfer eines sexuellen Mißbrauchs. Es gab einmal die Tendenz, solche Fälle als harmlos abzutun, indem man sagte, der Junge »habe Glück gehabt, nun sei er ja eingeweiht«. Die Auswirkungen können nichtsdestotrotz verheerend sein.

- Dasselbe trifft für homosexuelle Jugendliche zu, die sexuell mißbraucht worden sind. Auch sie unterliegen einer nicht zu unterschätzenden Traumatisierung und brauchen Hilfe und Unterstützung. Wenn Sie sich außerstande fühlen, darüber zu sprechen, stehen Ihnen Hilfsorganisationen zur Verfügung (siehe hierzu die Liste von Hilfsorganisationen auf den Seiten 168–169).
- Verschaffen Sie sich Zeit und holen Sie sich Unterstützung. Wenn Sie wütend, ärgerlich, rachsüchtig, schuldig, verlegen oder verängstigt und erschreckt sind, brauchen Sie ein Ventil. Sexueller Mißbrauch wirkt sich nicht nur auf das Kind, sondern auf die ganze Familie aus. Am schwierigsten ist es, wenn der Straffällige der Familie bekannt oder vertraut ist oder es sich gar um ein Familienmitglied handelt und innerhalb des Familienlebens nun Veränderungen eintreten. Obwohl das Interesse des Kindes das Wichtigste ist, sind die Möglichkeiten, dem Kind zu helfen, größer, wenn die helfende Person selbst mit der Lage fertig werden kann.
- Auch wenn Sie noch vor Wut über das Vorgefallene schäumen, sollten Sie besser versuchen, etwas Konstruktives zu tun. Treten Sie einer Hilfsgruppe bei, versuchen Sie in der Schule Ihres Kindes ein Präventionsprogramm ins Leben zu rufen, schreiben Sie an die Regierung Briefe über die Behandlung von Kindern, die Opfer sexuellen Mißbrauches geworden sind, treten Sie Vereinen bei, die auf die Regierung Druck ausüben, um eventuell eine Gesetzesänderung herbeizuführen, starten Sie eine Selbsthilfegruppe, oder tun Sie sonst etwas, von dem Sie annehmen, es würde den Kindern und Ihnen selbst helfen.
- Helfen Sie Ihrem Kind dabei, sich zu überlegen, was es seinen Freunden sagen will. Kinder, die mißbraucht worden sind, erzählen das Vorkommnis manchmal allzu vielen Freunden, die gar nicht wissen, wie sie mit dieser Information umgehen sollen. Manche Kinder

sind dann verletzt, wenn ihre Freunde ihr Vertrauen mißbrauchen.

- Sind Sie der Lehrer eines Kindes, daß mißbraucht worden ist, so können viele der bisherigen Vorschläge auch für Sie von Nutzen sein, wenn das Kind wieder in seine Schulklasse zurückkehrt. Wahrscheinlich wäre es auch gut, Sie würden in einem ruhigen Augenblick zu dem Kind sagen, daß Sie froh sind, daß es nun wieder bei Ihnen in der Schule ist, und daß Sie gerne bereit sind zuzuhören, wenn es irgend etwas belastet. Versuchen Sie sicherzustellen, daß das Kind wieder gut in die Klasse integriert wird. Wenn es Ihnen möglich ist, sollten Sie für einen ruhigen Zufluchtsort sorgen, wohin das Kind gehen kann, wenn ihm anfänglich noch nach Weinen zumute ist. Auch der Schulpsychologe kann hier ein guter Verbündeter sein.
- Hat sich die Nachricht von dem Mißbrauch bereits herumgesprochen, kann es nötig sein, daß Sie mit den anderen Kindern der Klasse sprechen müssen, ehe das betreffende Kind wieder in seine Klasse zurückkehrt. Dies hängt natürlich vom Alter der Kinder ab. Bei kleineren Kindern dürfte es genügen zu sagen, daß »jemand Johnny weh getan hat«, oder »daß er krank gewesen ist und heute wieder zurückkommt«. Bei älteren Kindern ist es wahrscheinlich angebrachter, ihnen Behutsamkeit nahezulegen; sie sollten vor allem keine Neugier zeigen. Bei Jugendlichen könnte der Übergang dadurch erleichtert werden, daß Sie ein Wort dazu sagen, daß so etwas auch jedem von ihnen zustoßen könnte; sie sollten sich überlegen, wie sie selbst in einem solchen Fall behandelt werden wollten. Eine Beratung und Führung durch einen Therapeuten sowohl für das Kind als auch die Familie sollte, wenn möglich, in Anspruch genommen werden.
- Ist der Vorfall noch nicht publik geworden, so sollte er auch gar nicht erst öffentlich gemacht werden, es sei denn auf ausdrückliches Verlangen des betroffenen Kindes selbst oder wenn es den Interessen des Kindes dient.

- Trifft auf das Kind neben dem sexuellen Mißbrauch auch noch das AIDS-Problem zu, dann sollten Sie die Hinweise und Vorschläge in Teil II, Kapitel 4 dieses Buches nachlesen. Auf den Seiten 168–169 finden Sie außerdem die Adressen von Organisationen, bei denen Sie Hilfe finden und die Ihre diesbezüglichen Fragen beantworten können.

Wenn Sie Kindern helfen wollen, mit den Problemen, die aus sexuellem Mißbrauch entstehen, fertig zu werden, ist es auch noch wichtig, daß Sie nicht versuchen sollten, selbst Therapeut zu sein. Dies könnte mehr Schlechtes als Gutes anrichten, auch wenn Sie es noch so gut meinen. Am besten ist es, wenn Sie für das Kind immer verfügbar sind, ihm zuhören und ihm helfen, seine Gefühle auszudrücken, dabei aber die richtige Distanz zu ihm – sei es als Elternteil, Lehrer oder Erwachsener, der es gut mit ihm meint – wahren.

Schließlich sollten Sie sich nicht davon abbringen lassen, sich Hilfe von Experten zu holen, indem Sie Ihren Hausarzt, den Kinderarzt, die sozialen Dienste oder andere Hilfsorganisationen um Rat, Beistand und Auskunft bitten. Selbst wenn diese Personen oder Institutionen Wartezeiten haben, sollten Sie Ihren Namen in die Warteliste eintragen und so lange nachhaken, bis Ihr Kind und Sie selbst guten Glaubens davon ausgehen können, daß alles Menschenmögliche für es getan worden ist.

Teil II

Drogen, Alkohol, AIDS, Tyrannen und andere Gefahren

In diesem Kapitel werden die Ideen und Strategien, wie Kinder lernen, ihrem eigenen Urteil mehr zu vertrauen, auch auf andere Gebiete ausgedehnt; auch hier sollen sie wissen, daß sie »Nein« sagen können, daß sie in gefährlichen Situationen weglaufen sollen, einen Vorfall jedoch den Erwachsenen berichten müssen. Drogen, Alkohol, AIDS, Porno-Videos, Tyrannen und andere Gefahrenquellen betreffen viele von uns. Wie können wir nun unseren Kindern am besten dabei helfen, diesen Gefahren gegenüber wachsam zu sein und ihrer rechtzeitig gewahr zu werden, ohne daß sie zu dem lapidaren Schluß kommen, es wäre wohl das Beste, sie würden sich auf eine einsame Insel zurückziehen?

Eines der wichtigsten Dinge, die wir tun können, ist, die Gefahren, mit denen unsere Kinder konfrontiert werden könnten, zu erkennen und so viel wie möglich über sie herauszufinden.

In den einzelnen Abschnitten in Teil II dieses Buches wollen wir zum einen Überblick über diese möglichen Gefahrenquellen geben, Ihnen die uns bekannten Fakten schildern und Ihnen zum anderen unsere Ideen vermitteln, wie den Problemen begegnet werden kann.

3. Mißbrauch von Drogen, Lösungsmitteln und Alkohol

Mit zunehmendem Alter kommen die meisten Kinder in eine Situation, in der sie sich entscheiden müssen, wie sie mit Drogen oder Alkohol umgehen. Ihre Einstellung dazu wird von dem von Freunden ausgehenden Druck, von ihrer natürlichen Neugier, der Verfügbarkeit von Drogen und Alkohol, widersprüchlichen Maßstäben, ihrer eigenen Persönlichkeit und einer Vielfalt anderer Umstände beeinflußt.

Wenden Kinder sich Drogen zu, so hat dies wahrscheinlich mit dem Verhalten der Erwachsenen in ihrer näheren Umgebung überhaupt nichts zu tun. Manche Kinder schlittern in den Drogenkonsum hinein, auch wenn das Vorbild der Eltern so einwandfrei wie nur möglich ist. Andere Kinder werden zum Drogen- oder Alkoholkonsum oder zum Rauchen verführt durch das, was sie um sich herum wahrnehmen. So wird ja auch Alkohol- und Nikotinkonsum von den Massenmedien als etwas »Besonderes«, ja als etwas Niveau- und Anspruchsvolles propagiert und glorifiziert. Der Druck, der dadurch auf junge Menschen ausgeübt wird, ist enorm.

Trotzdem hoffen wir, daß die Kinder uns glauben und auf uns hören, wenn wir ihnen raten, nicht zu trinken und keine Drogen zu nehmen. Hier trifft jedoch ein altes Sprichwort zu, das besagt, daß Kinder mehr von dem lernen, was sie sehen, als von dem, was man ihnen predigt. Die Erwachsenen trinken, um sich mit Hilfe des Alkohols ein Wohlgefühl zu verschaffen oder um etwas zu feiern, zu kompensieren, um auf einen Erfolg anzustoßen oder ihre Sorgen im Alkohol zu ertränken. Erwachsene nehmen Medikamente, um sich dadurch besser zu fühlen, um abzunehmen, um zu schlafen, um sich wach zu halten, durchzuhalten, um Schmerzen zu betäuben. Die den Kindern und jungen Menschen dadurch vermittelte Botschaft ist also schlichtweg diejenige, daß wir verschiedene Aspekte des Lebens verbessern oder zudecken können, indem wir irgend etwas »einnehmen«. Niemand brauche sich also jemals schlecht zu fühlen!

Nun gibt es einige Drogen (und Lösungsmittel), mit denen sich gerade Kinder die Verheißung »ewigen Sichwohlfühlens« verschaffen wollen und die für die Erwachsenen noch fremder und erschreckender sind als die bekannten Drogen Alkohol, Zigaretten und Medikamente. Und nur wenige Eltern sind sicher, mit dem schwierigen Problem des Drogenmißbrauchs ihrer Kinder richtig umzugehen, wenn es nicht um die ihnen vertrauten Drogen wie Alkohol und Psychopharmaka geht, sondern um Heroin, Kokain, »magische Pilze«*, Schnüffeln von Klebstoffen, und ähnliches – manchmal in tödlichen Dosen.

Was können Eltern tun?

- Schon wenn Ihre Kinder noch sehr klein sind, sollten Sie sich Ihrer eigenen Einstellung gegenüber Drogen und Alkohol bewußt werden, insbesondere wenn es sich um Beruhigungsmittel, Alkohol, Zigaretten oder Schmerzmittel handelt, die in Ihrem Heim für jeden zugänglich herumliegen.
- Informieren Sie sich über die Fakten, die mit Drogen, Lösungsmitteln und Alkohol im Zusammenhang stehen, damit Sie eine verläßliche Informationsquelle für Ihr Kind sein können. Nehmen Sie mit einer der Hilfsorganisationen, die auf den Seiten 168–169 aufgeführt sind, Kontakt auf. Von diesen können Sie gegebenenfalls erfahren, wann an Ihrem Wohnort einschlägige Vorträge gehalten werden

* Ausdruck in der Drogenszene für *natürliches Meskalin,* einen Stoff aus einer Kaktuspflanze.

oder ob und wo sich dort Gruppen zusammenfinden, die über das Drogenproblem diskutieren. Oder Sie sollten sich von den auf den Seiten 168–169 aufgeführten Informationsquellen Bücher oder kostenlose Broschüren besorgen. In diesen zum Teil hervorragend geschriebenen Publikationen werden die landläufig erhältlichen Arten von Drogen auf unmißverständliche Weise beschrieben, illustriert und erklärt.

Das heißt aber nicht, daß Sie zu einem »Drogen- oder Alkohol-Experten« werden müssen. Wenn Sie sich aber darin auskennen, welche Arten von Drogen es gibt, wie sie aussehen, wie sie verwendet werden und wie sie heißen, heißt das, daß Sie die diesbezüglichen Fragen Ihres Kindes beantworten können. Wenn unsere Kinder nämlich spüren, daß sie ihren Eltern Fragen stellen und eine zuverlässige Antwort darauf bekommen können, dann kann dies ihre Schutzlosigkeit gegenüber negativen Einflüssen oder schädlicher Beeinflussung durch Freunde oder Dealer mindern.

Sie sollten sich auch über die neuesten Modedrogen und ihre Folgen anhand der Medien und anderer Informationsquellen auf dem laufenden halten, weil dies Ihre Glaubwürdigkeit Ihren Kindern gegenüber erhält.

- Sehen Sie diese Dinge immer aus dem Blickwinkel eines Erwachsenen. Glauben Sie nicht, es sei nötig, daß Sie sich Ihren Kindern anpassen und wie sie Slang-Ausdrücke übernehmen oder sich ebenfalls »cool« und kaltschnäuzig benehmen müßten, um zu beweisen, wie jung und klar bei Verstand Sie sind. Die Kinder brauchen gerade den Standpunkt eines Erwachsenen; von der Meinung ihrer Freunde und Gleichaltrigen hören sie genug.
- Scheuen Sie sich nicht, auszusprechen, daß Drogenkonsum Ihrer Meinung nach falsch und verwerflich ist und daß Vorschriften über den Drogen- und Alkoholkonsum berechtigt sind. Wenn die Kinder nämlich selbst nicht stark genug sind, von sich aus »Nein« zu solchen Drogen zu

sagen, dann können sie wenigstens immer noch Ihre Verbote als eine »Ausflucht« ihren Freunden gegenüber benutzen: »Meine Mutter würde mich umbringen, wenn ich das täte!«

- Machen Sie mit anderen Eltern gemeinsame Sache und verständigen Sie sich mit ihnen über Ausgehverbote, Taschengeld, Benutzung des Familienautos und andere Regeln, die es den jungen Leuten erschweren zu behaupten: »Jeder andere darf das.«
- Ermuntern Sie die jungen Menschen zu Aktivitäten wie Sporttreiben oder Discobesuchen.
- Helfen Sie Ihrem Kind, so viel Selbstvertrauen zu entwickeln, daß es lernt, »Nein« zu sagen. Sprechen Sie mit ihm, wie es sich gewissen Situationen entziehen kann, zum Beispiel eine Party zu vermeiden, von der es weiß, daß es dort Drogen gibt. Besprechen Sie mit ihm, was es tun soll, wenn sein(e) Freund(in) oder ein Dealer es bedrängen, das Schnüffeln an Klebstoffen, an Lösungsmitteln oder eine andere Droge auszuprobieren.
- Machen Sie ausfindig, welche Eltern auf ihren Partys Kindern, an die nach dem Gesetz noch kein Alkohol ausgeschenkt werden darf, das Trinken erlauben. Verbieten Sie dann ihrem Kind, zu deren Festen zu gehen.
- Halten Sie die Verständigung mit Ihrem Kind aufrecht. Wichtig ist hier, daß Ihr Kind das Gefühl hat, Sie seien an dem, was es denkt, interessiert. Fragen Sie nach den Meinungen Ihrer Kinder zu Drogen. Lassen Sie aber solche Gespräche sich nicht in ein allabendliches »O nein, jetzt will Vater auch noch sagen, was er über Drogen denkt« verkehren. Noch wichtiger ist es jedoch, daß Sie das ganze Thema nicht allzusehr forcieren, bis Sie dadurch die Neugier der jungen Menschen geradezu geweckt haben und sie vielleicht dazu verführen, jetzt selbst zu experimentieren.
- Je nach dem Alter Ihrer Kinder sollten Sie auch die vom HIV-Virus ausgehenden Gefahren mit ihnen diskutieren

(siehe hierzu im einzelnen Teil II, Kapitel 4 dieses Buches, das sich mit AIDS befaßt). Besprechen Sie außerdem andere Krankheiten, wie zum Beispiel Hepatitis B, die von verunreinigten Injektionsnadeln verursacht werden kann. Kleinere Kinder müssen davor gewarnt werden, weggeworfene Spritzen in die Hand zu nehmen, weil sie sich an ihnen verletzen könnten.

- Wenn Sie das Problem des Schnüffelns an Klebstoffen mit Ihren Kindern besprechen, sollten Sie auf alle Fälle auch auf die Gefahren des Schnüffelns an Lösungsmitteln oder des Inhalierens von anderen flüchtigen Chemikalien hinweisen, wie Deodorants, Haarspray, Poliersprays, Petroleumdämpfe und so weiter. Kleinere Kinder sind ganz besonders gefährdet, wenn sie mit diesen Substanzen experimentieren, ohne sich ihrer Gefahr bewußt zu sein.

Eine Möglichkeit, diese Gefahren Kindern zu erklären, solange sie noch relativ klein sind, wäre die, ihre Fragen sachlich und nüchtern zu beantworten, zum Beispiel wie folgt:

> Daphne half ihrer sechsjährigen Enkelin beim Zusammenfügen eines Modells, als das Kind die Bemerkung machte, daß der Klebstoff eigentlich doch recht gut rieche. Die Großmutter bestätigte dies, sagte aber auch, daß der Klebstoff zum Zusammenfügen von Dingen nützlich sei, aber auch ganz schön gefährlich sein könne. Als ihre Enkelin sich interessiert und empfänglich zeigte, sprachen die beiden kurz über die guten und die schlechten Seiten eines Klebstoffes, und danach gingen sie zu einem anderen Thema über.

Wenn wir die natürliche Neugier und die Fragen der Kinder nutzen, können wir schon früh diejenige Art von Kommunikation zwischen ihnen und uns aufbauen, die eine nicht emotional überladene Diskussion des Für und Wider der verschiedenen Themen zuläßt, ohne unsere Beziehung zu den Kindern zu zerstören.

Mögliche Hinweise

Achten Sie auf die Anzeichen möglichen Drogen-, Alkohol- oder Lösungsmittelmißbrauchs. Sie sollten gewisse Hinweise aber nicht wie die einer Checkliste verwenden, denn wie im Falle von sexuellem Mißbrauch könnte es auch hier andere Erklärungen für die verschiedenen Symptome geben. Ernstlich besorgt sollten Sie aber sein, wenn Ihr Kind

- eine Ihnen unerklärliche Persönlichkeitsveränderung an den Tag legt;
- anfängt, einen ungeordneten Tagesablauf zu haben;
- geheimnistuerisch, vage und zerstreut oder verschlossen wird;
- häufig launisch ist;
- anfängt, viel Geld zu benötigen, wofür es keine richtige Erklärung gibt;
- in seinem Verhalten und in seiner Kleidung schlampig wird;
- aufhört, seine Schularbeiten zu machen;
- aufhört, seinen bisherigen Lieblingsbeschäftigungen nachzugehen,
- anfängt, leicht irritierbar, verschlossen oder aggressiv zu werden;
- abwechselnd schläfrig oder schlaflos zu sein beginnt;
- anfängt zu lügen und zu stehlen;
- paranoid wird, das heißt unter einem Verfolgungswahn leidet;
- undeutlich oder schleppend zu sprechen beginnt;

- anfängt, sich Menschen anzuschließen, die Drogen stillschweigend dulden;
- Drogen-Utensilien, wie verbrannte Folien oder Spritzen und Pfeifen, herumliegen hat oder Bücher über Drogen, Tabletten, Kapseln, Pulver, Plastikhüllen und ähnliches verwendet;
- nach Drogen riecht (wie zum Beispiel nach Cannabis oder Haschisch);
- Klebstoff-Flecken an den Kleidern hat;
- gerötete Augen, Flecken im Gesicht, eine rote Nase hat und ruckartige Bewegungen macht.

Aber die meisten dieser Symptome können auch andere Ursachen haben: Bei einem Jugendlichen kann es schon vorkommen, daß er sich plötzlich mehr als bisher zurückzieht, heimliche Telefongespräche führt oder ständig mehr Geld braucht. Erst eine wesentliche Zunahme oder die Kombination dieser Verhaltensweisen und Anzeichen, insbesondere wenn sie mit den Utensilien von Drogen und neuen Freunden Hand in Hand gehen, könnten als endgültiger Hinweis auf einen möglichen Mißbrauch von Drogen und/oder Lösungsmitteln gelten.

Über so offensichtliche körperliche Anzeichen wie schleppendes Sprechen, gerötete Augen und den Geruch nach Alkohol hinaus gibt es noch folgende mögliche Hinweise dafür, daß ein Mensch dabei ist, zum Alkoholiker zu werden:

- Trinken, um vor Problemen zu fliehen;
- Trinken, um sein Selbstbewußtsein zu stärken;
- Trinken, weil er unglücklich ist;
- schon frühmorgens trinken;
- Verlangen nach Alkohol zu einer bestimmten Tageszeit;
- alleine trinken;
- in dem Rufe stehen, ein starker Trinker zu sein;
- Empfindung von Reue nach dem Trinken;

- Schlafprobleme haben;
- in der Schule fehlen oder bei der Arbeit ausfallen;
- Verlust des Ehrgeizes oder der Leistungsfähigkeit;
- beginnende finanzielle Schwierigkeiten.

Menschen, die gewohnt sind, Alkohol zu trinken, werden gelegentlich das eine oder andere der obengenannten Probleme haben. Aber erst wenn sich ein bestimmtes Verhaltensmuster aus dem Alkoholkonsum abzeichnet, ist dies ein Zeichen, daß Hilfe not tut.

Was tun, wenn Sie einen Mißbrauch von Drogen, Alkohol oder Lösungsmitteln vermuten?

- Versuchen Sie, die Ruhe zu bewahren und nichts zu übertreiben. Es könnte auch etwas anderes sein als das, was sie vermuten.
- Wenn Sie es sich nicht zutrauen, mit Ihrem Kind über das Thema zu reden, sollten Sie sich Hilfe und Unterstützung holen, entweder von Ihrer Familie, von Ihrem Hausarzt oder von einer der auf den Seiten 168–169 aufgeführten Hilfsorganisationen.
- Denken Sie nach, ehe Sie sich dazu entschließen, Ihr Kind zu irgendeiner Person zu schleppen, die ihm eine Lektion erteilen soll. Was wäre, wenn Sie sich geirrt hätten und Ihr Kind für nichts und wieder nichts beschämt und gedemütigt würde?
- Nachdem Sie sich Zeit zum Überlegen gelassen haben, sollten Sie sich mit Ihrem Kind und vielleicht noch mit einer dritten Person zusammensetzen und über das Problem sprechen.
- Obwohl Sie wahrscheinlich wütend und entsetzt sind, sollten Sie versuchen, das nicht an Ihrem Kind auszulassen. Wenn Sie es aburteilen und sagen: »Wie konntest du

mir nur so etwas antun?«, könnten Sie alles noch viel schlimmer machen, als es schon ist.

- Ist die Atmosphäre gespannt oder entgleitet Ihnen die Diskussion, sollten Sie eine Pause einlegen, eine Tasse Kaffee kochen, frische Luft schnappen oder sonst etwas tun, um die Atmosphäre vorübergehend zu entspannen und für mehr Ruhe zu sorgen.
- Nehmen Sie die Schuld nicht einfach automatisch auf sich. Die Sache könnte mit Ihnen gar nichts zu tun haben.
- Fassen Sie einen Entschluß, wie Sie vorgehen wollen: Wollen Sie Kontakt mit Ihrem Hausarzt, mit der Polizei, einer Selbsthilfegruppe, den sozialen Einrichtungen, mit einem Drogen- oder Alkohol-Experten oder einer der Hilfsorganisationen aufnehmen? (Mehr Informationen über einige dieser Einrichtungen finden Sie auf den Seiten 168–169.)
- Für den unwahrscheinlichen Fall, daß Ihr Kind eine Überdosis genommen hat, sollten Sie sofort handeln: Lockern Sie seine Kleidung, drehen Sie es auf die Seite, um das Schlucken von Erbrochenem zu verhindern, rufen Sie den Notdienst oder Ihren Hausarzt an und bringen Sie eine Probe der Droge, des Lösungsmittels oder der Kombination von beiden, die Ihr Kind verwendet hat, ins Krankenhaus.

Als Eltern leben wir in der Hoffnung, daß wir nie in die Lage kommen mögen, mit einem Problem von Drogen-, Alkohol- oder Lösungsmittelmißbrauch durch unsere Kinder konfrontiert zu werden. Leider gehört es in unserer »modernen« Zeit auch dazu, daß wir – wenn es um die Sicherheit unserer Kinder geht – uns um den Konsum dieser Substanzen als potentielle Gefahrenquellen kümmern müssen. Wenn wir uns besser darüber informieren, was unseren Kindern möglicherweise droht, können wir vielleicht verhindern, daß ihr Experimentieren damit oder ihre Neugier nicht zur Tragödie wird.

4. AIDS

»Ich werde nicht mehr mit meinem Bruder zusammen schlafen«, erklärte mir mein achtjähriger Sohn kürzlich.

»Warum nicht?«

»Weil man daran sterben kann, wenn man mit jemandem schläft.«

Am nächsten Morgen kam er mit folgender Frage: »Was ist eigentlich ›Ig-nanz‹«*? (was nicht gerade für seine Lesekünste spricht).

»Warum?«

»Weil man auch daran sterben kann.«

Solche und ähnliche Fragen werden wohl im ganzen Land bei vielen von uns zu Hause gestellt werden, in dem Maße wie die so notwendig gewordene Aufklärungskampagne über AIDS *(Acquired Immuno-deficiency Syndrome)* voranschreitet.

Viele unserer Jugendlichen werden in den Schulen oder in Jugendclubs über das AIDS-Problem aufgeklärt, andere verlassen sich auf die Information aus den einschlägigen Broschüren oder den Medien. Die meisten Erwachsenen sind wegen AIDS verlegen oder betreten, auch bestürzt, aber einige zeigen mehr Verständnis für dieses Problem. Bis zu einem bestimmten Grade sind wir alle unwissend.

Nicht wenige Menschen sind sehr von den Fragen, die ihnen selbst weniger als zwölf Jahre alte Jugendliche stellen, betroffen. Es ist ja auch ziemlich erschreckend, wenn man den Tod und AIDS mit Sex in Verbindung bringen muß; deshalb sollten wir den jungen Menschen helfen, die hier bestehenden Unterschiede zu begreifen. Es verhält sich jedoch so, daß es viele Eltern gibt, die ihre Kinder über die Sexualität noch gar nicht aufgeklärt haben, geschweige

* Ignoranz, Unkenntnis

denn über gewisse, mit ihr im Zusammenhang stehende Aktivitäten, die zum Tod führen können.

Die meisten Eltern sind der Ansicht, daß es nicht gut für die Kinder ist, Sexualität mit Mißbrauch in Zusammenhang zu bringen, so wie es auch falsch ist, Sexualität mit dem Tod in Verbindung zu bringen. Dies könnte sich potentiell schädlich auf sie auswirken, wenn sie älter werden und Bindungen eingehen. Doch wir wollen ja auch nicht, daß sie sich einer Gefahr aussetzen, weil sie die Gefahr nicht kennen.

Da die meisten Kinder unter elf Jahren keine sexuellen Beziehungen haben, in denen sie sich mit dem HIV-Virus infizieren könnten – es sei denn, sie sind Opfer eines sexuellen Mißbrauches –, scheint es unnötig, ihnen die Folgen, die AIDS hat, explizit zu erklären. Soweit diese Krankheit heutzutage erforscht ist, geht man davon aus, daß es sehr unwahrscheinlich ist, daß auch Kinder dieses Alters an den Folgen von AIDS erkranken könnten. Trotzdem ist es wichtig, ihre diesbezüglichen Fragen zu beantworten und mit ihren Befürchtungen richtig umzugehen. So wie wir auf Seite 114 das Drogenproblem besprochen haben, so sollte ihnen dieses Thema zwar nicht vorenthalten (siehe unten), aber als sekundär betrachtet werden.

Ältere Kinder jedoch sind dabei, ihre eigene Sexualität zu entdecken und zu erforschen, inwiefern diese mit anderen zu tun hat. Sie treffen Entscheidungen, die ihr Leben beeinflussen können. Daher ist es lebensnotwendig für sie, daß sie, um sich schützen zu können, informiert werden. Ein Gespräch über AIDS kann übrigens auch eine gute Gelegenheit sein, sie in eine Reihe anderer Themen einzuführen, die mit ihrer Gesundheit und ihrem Wohlergehen zu tun haben. So ist zum Beispiel die Abstinenz von Sex und Drogen eines der wirksamsten Mittel, um die Möglichkeit, sich mit dem HIV-Virus zu infizieren, drastisch zu reduzieren. Leider sieht die Realität ganz anders aus: Nicht alle jungen Menschen werden diesem Rat folgen.

Darüber hinaus gibt es eine Reihe anderer Empfehlungen, wie man sich am besten vor dem HIV-Virus schützen kann:

- Vermeiden Sie sexuelle Beziehungen gänzlich;
- haben Sie nur mit einem festen Partner eine sexuelle Beziehung;
- vermeiden Sie eine sexuelle Beziehung mit Menschen, die mehrere Sexualpartner haben;
- verwenden Sie keine intravenösen Drogen;
- wenn Sie intravenöse Drogen gebrauchen, sollten Sie für jede Injektion eine neue Spritze nehmen. Teilen Sie sich niemals eine Spritze mit anderen.
- Praktizieren Sie sicheren Sex. Dazu gehört:
  - die Verwendung von Kondomen mit Gleitsubstanz und einem Spermien vernichtenden Mittel;
  - die Vermeidung von oral-genitalem Kontakt.

  (Bitte lesen Sie auf den Seiten 168–169 nach, woher Sie diesbezüglich noch mehr Informationen bekommen können.)
- Fahren Sie fort, sich auch weiterhin genaue Informationen über AIDS und andere Krankheiten, die durch den sexuellen Kontakt übertragen werden können, zu beschaffen (siehe hierzu die Seiten 168–169 über Organisationen, die hier nützlich sein könnten).

Solange kein ausreichendes und gut fundiertes Lehrmaterial für Kleinkinder vorhanden ist, wird es wohl am besten sein, ganz einfach nur auf ihre Fragen und Sorgen zu reagieren. Dies ist besser als die heutzutage übliche Berichterstattung der Medien, die den Horizont der vier- und fünfjährigen Kinder weit übersteigt. Es kann also gar nicht immer wünschenswert oder notwendig sein, das Problem AIDS den kleineren Kindern zu erklären zu versuchen, auch wenn sie sich interessiert oder beunruhigt zeigen.

Lehrer und Eltern haben berichtet, daß es die etwa sechs-

oder siebenjährigen Kinder sind, die beginnen, Fragen über AIDS zu stellen. Diesen Kindern nun kann man das Problem besser auf abstrakte Weise auseinandersetzen. Da sie aber oft mehr verstehen, als sie selbst artikulieren können, müssen wir ihnen helfen zu reden, weil sie sonst Befürchtungen entwickeln, die anderswo zum Tragen kommen.

Ein Kind zum Beispiel, das während einer Anti-AIDS-Kampagne im Fernsehen den Spot von Eisbergen gesehen hatte, bekam Alpträume von Eisbergen und dem Tod.

Andere Kinder wiederum witzeln oder plappern über AIDS und gebrauchen dabei das Vokabular Erwachsener, ohne es richtig zu verstehen. So erzählten sich zum Beispiel Kinder schmutzige Witze über Kondome und AIDS, die sie selbst gar nicht verstanden. Dieses Witzereißen ist nichts anderes als ein Versuch der Kinder, ihre Angst vor AIDS zum Ausdruck zu bringen. Seien Sie also nicht böse mit ihnen und strafen Sie sie nicht dafür. Versuchen Sie vielmehr herauszufinden, wieviel sie von dem Thema überhaupt verstehen. Danach sollten Sie sie so ausreichend informieren, daß ihre Neugier gestillt ist; Sie sollten sie aber mit Ihrer Information nicht erdrücken. Versuchen Sie vielmehr, Ihre eigene Angst vor den Kindern zu verbergen, auch Ihren Wunsch, ihnen am liebsten gar alles zu sagen.

Wenn ein Kind nach AIDS fragt, ist die Erklärung, daß AIDS eine Folge einer Infektion durch das *Humane t-Zell-lymphodrope Retrovirus* ist, wahrscheinlich mehr, als das Kind zu wissen braucht. Obwohl dies die korrekteste Definition ist, kann es sich schon jetzt dabei um zu viel Information handeln, die für ein Kind verwirrend ist. Es wäre also besser, Sie definierten AIDS als eine Krankheit, die heutzutage hauptsächlich Erwachsene befällt, die daran sogar sterben können. Sie sollten aber auch noch erklären, daß es sehr schwierig sei, sich den AIDS auslösenden Krankheitserreger »einzufangen«, so daß das Kind nicht beunruhigt ist, Erwachsene aus seiner Umgebung könnten daran sterben müssen.

Hervorheben sollten Sie noch, daß – verglichen mit der Gesamtbevölkerung in unserem Lande – nur relativ wenige Erwachsene an AIDS gestorben sind. Erklären Sie Ihrem Kind auch noch, daß es Hunderte von Menschen in der Welt gibt, die daran arbeiten, ein Heilmittel für diese Krankheit zu entwickeln, und daß diese Wissenschaftler hoffentlich erfolgreich gewesen sein werden, bis das Kind selbst erwachsen ist.

Fragt Ihr Kind, ob auch Kinder AIDS bekommen können, so sollte Ihre Antwort lauten: »Nur unter ganz ungewöhnlichen Umständen.« Sie können hier zum Beispiel erklären, daß Kinder eine Blutübertragung gebraucht hatten, ehe man etwas von AIDS gewußt hatte, und daß einige dieser Kinder dann die Krankheit bekommen hätten. Versichern Sie Ihrem Kind, daß Ärzte, Wissenschaftler und andere Menschen hart daran arbeiten, um Kindern zu helfen, und daß nur sehr sehr wenige Kinder an AIDS erkrankt seien.

Bei einer anderen Besorgnis der Kinder handelt es sich um die Babys, die mit dem HIV-Virus auf die Welt kamen. Darauf sollten Sie antworten, daß diese Babys von Müttern geboren wurden, die AIDS haben, und daß manchmal ihre Babys auch AIDS bekämen. Sie können weiter erklären, daß viele der Erwachsenen, die AIDS haben, Drogen genommen und dazu infizierte Spritzen verwendet und so die Krankheit bekommen hätten. Da Sie und Ihre Familie diese Art Drogen höchstwahrscheinlich nicht nehmen, ist dies für Ihre Kinder ein weiterer beruhigender Faktor.

In medizinischen Kreisen ist man wegen eventuell weggeworfener Spritzen besorgt, die von Kindern gefunden werden könnten. Weisen Sie also Ihre Kinder darauf hin, daß sie nie eine Spritze in die Hand nehmen sollten, weil sie sich an ihr stechen könnten. Sollte dies trotzdem einmal geschehen, sollten Sie sofort Ihren Arzt aufsuchen, weil Kinder gegen eine Hepatitis-B-Infektion immunisiert werden können. Weiter besteht Sorge, daß Kinder sich mit dem

HIV-Virus durch einzelne weggeworfene Nadeln infizieren könnten; aber bis heute wurde von einem solchen Vorfall noch nie berichtet.

Es macht wenig Sinn, den Kindern ein allzu trostloses Bild vor Augen zu führen, da es aller Wahrscheinlichkeit nach mit AIDS nicht in Kontakt kommen wird und mit der Krankheit ohnehin nicht umgehen könnte. Auch wenn Sie selbst wegen AIDS und wegen AIDS-relevanter Fragen Ihres Kindes beunruhigt sind, sollten Sie die Ruhe bewahren und in ruhigem, leisen Ton mit ihm darüber sprechen. Sie sollten AIDS weder zur Sensation machen noch dramatisieren, sonst werden Sie die Kinder durch Ihre eigene Angst nur noch mehr erschrecken.

Wenn Sie von Ihren Kindern gefragt werden, was Kondome oder was Analverkehr ist, sollten Sie wenigstens versuchen zu antworten. Gerade wenn Sie das Thema zu vermeiden suchen, zeigen Sie, daß Sie Angst vor ihm haben. Würden Sie ihnen nicht antworten, würden die Kinder ohnehin auf dem Spielplatz eine noch unpassendere Erklärung dafür aufschnappen. Halten Sie aber Ihre Erklärungen so einfach wie möglich und verwenden Sie dabei Worte, die Ihre Kinder verstehen. Ein Vater beantwortete die Frage seiner kleinen Tochter, was ein Kondom sei, dahingehend, daß er ihr erklärte, es sei so etwas wie ein kleiner Ballon. Dies genügte ihr. Fragen die Kinder jedoch weiter, dann müssen Sie sich schlüssig werden, wie viele Einzelheiten noch angebracht sind. Es ist auf alle Fälle weitaus besser, auch weitergehende Fragen zu beantworten, als die Kinder Ihren Unwillen über eine weitere Diskussion merken zu lassen. Sie sollten ihnen Stück für Stück weitere Information geben, und zwar so lange, bis sie zufrieden sind.

Auch andere heikle Fragen können auf dieselbe Weise beantwortet werden. Eine Mutter beantwortete die Frage ihres Sohnes nach Analerotik damit, daß sie ihm sagte, das sei etwas, »was die Erwachsenen mit den Teilen ihrer Intimsphäre und ihrem Hintern machen«. Zur Erleichterung seiner Mutter stellte der Junge keine weiteren Fragen mehr; aber es könnte ja sein, daß Sie Ihre Antwort anders formuliert hätten. Manchen Eltern ist wohler, wenn sie ihren Kindern genaue Auskünfte geben. Diese Entscheidung bleibt also Ihnen selbst überlassen.

Wie immer Sie sich diesbezüglich auch entscheiden mögen, oft hilft es, wenn Sie mit Ihrem Partner oder einem anderen Ihnen bekannten Erwachsenen reden, bevor Ihnen entweder solche Fragen gestellt werden oder Sie sich mit Ihrem Kind zusammensetzen, um von sich aus die Dinge zu erklären. Es gibt sogar Erwachsene, die im voraus in einer Art Rollenspiel den Verlauf eines solchen Gespräches mit einem anderen Erwachsenen üben. Dies kann sich als recht nützlich erweisen, weil Sie dabei entdecken können, wieviel Sie selbst eigentlich über AIDS wissen; auf alle Fälle hilft es, das Gespräch mit Ihrem Kind sachlich und nüchtern zu führen.

Sie sollten dabei so ruhig und beruhigend wie nur möglich sein und nicht emotionsgeladen oder verlegen. Ist Ihr Kind alt genug dafür, sollten Sie ihm das Konzept vom sicheren Sex erklären. Wenn Sie nicht wissen, wie Sie eine bestimmte Frage beantworten sollen, dann sollten Sie es zugeben und Ihrem Kind sagen, Sie würden versuchen, die richtige Antwort für es in Erfahrung zu bringen. Erklären Sie ihm, daß AIDS etwas Neues ist, das wir selbst erst noch erforschen müssen, und daß niemand alle Fragen, die mit dieser Krankheit zu tun haben, beantworten kann. Wenn Sie zum Thema AIDS mehr Informationen brauchen, können Sie eine der Organisationen anschreiben, die im Kapitel 10 »Wo wir Hilfe bekommen« auf den Seiten 168–169 aufgeführt sind.

Die wichtigste Botschaft im Zusammenhang mit AIDS, die Ihr Kind unbedingt verstehen muß, ist jedoch, daß AIDS nichts mit den Umarmungen und Küssen eines gesunden Familienlebens zu tun hat. Vielmehr müßten Sie zu Ihren Kindern sagen: »Von unseren Zärtlichkeiten, Umarmungen und Küssen könnt ihr nichts anderes fangen als eine Extradosis Zuwendung und Liebe«, oder etwas ähnlich Beruhigendes.

AIDS in der Schule

Wenn ein Kind in der Schule, in das auch das Ihre geht, HIV-infiziert ist oder AIDS entwickelt hat, besteht – so die Experten – keine Gefahr, daß andere Kinder sich während eines normalen Schulablaufes anstecken könnten. Es besteht lediglich die Besorgnis, das bereits infizierte Kind laufe Gefahr, sich auch noch andere Kinderkrankheiten, wie zum Beispiel die Windpocken, zuzuziehen. Sie sollten jedoch mit dem Schulleiter sprechen oder mit einer der im Kapitel »Wo wir Hilfe bekommen« genannten Organisationen Kontakt aufnehmen.

Einige Vorschläge für Kinder und junge Menschen, die zur Schule gehen und sich an dem Virus infiziert haben, wurden von der *British Medical Association* ausgearbeitet und sind in einer Broschüre über AIDS enthalten. Sie lauten unter anderem wie folgt:

- AIDS-infizierte Kinder dürfen an Blutexperimenten, wie sie zum Beispiel im Biologieunterricht durchgeführt werden, nicht teilnehmen.
- Ganz gleich, wo sie sich geschnitten oder verletzt haben, sollten sie ein Pflaster über der Wunde tragen.
- Sie dürfen bei Ritualen, bei denen Kinder ihr Blut mit dem eines anderen »mischen« (Blutsbruder- oder Blutsschwester-Ritual), nicht mitmachen.
- Keines dieser Kinder oder jungen Menschen darf sich auf Tätowierungen einlassen oder sich das Ohrläppchen durchstechen lassen. Die Nadeln könnten schmutzig sein.

AIDS und sexueller Mißbrauch von Kindern

Wenn Ihr Kind sexuell mißbraucht worden ist, könnte es sein, daß Sie selbst und Ihr Kind sich sorgen, es könnte möglicherweise auch mit dem HIV-Virus infiziert worden sein. Sprechen Sie mit Ihrem Haus- oder dem Kinderarzt, der Sie beraten und einen Test durchführen lassen können, wenn dieser nicht ohnehin schon gemacht worden ist. Es ist zwar unwahrscheinlich, daß Ihr Kind angesteckt wurde, aber wenn das Mädchen oder der Junge deswegen beunruhigt ist, sollten Sie ihm erklären, daß es nur ganz wenige Kinder gibt, die AIDS entwickelt haben. Auf keinen Fall aber sollten Sie die diesbezügliche Angst der Kinder nicht ernst nehmen; hören Sie ihnen vielmehr zu und seien Sie ihnen eine Stütze.

Höchstwahrscheinlich werden Sie und Ihre Familie nach einem solchen Vorkommnis Unterstützung brauchen. Wenn Sie nicht wissen, von wo Sie sich Hilfe holen könnten, sollten sie mit einer der Organisationen, die auf den Seiten 168–169 dieses Buches aufgeführt sind, wegen Information, Rat und Beistand Kontakt aufnehmen.

5. Spielautomaten

Spielhallen ziehen Kinder und junge Menschen an, aber sie ziehen auch jene an, die den Kindern Schaden zufügen könnten. Dies ist eine naheliegende Gefahr, mit der Eltern rechnen sollten.

Spielhallen sind aber auch noch aus einem anderen Grund Anlaß zur Besorgnis: Wie leicht können sie Kinder dazu verführen, die Hunderttausende der in Spielhallen, Kaffees, Wirtshäusern, Sportzentren, Bahnhöfen und Flughäfen aufgestellten Video-Spielautomaten zu benutzen. Millionen von Mark werden jährlich für das Spiel mit solchen Automaten ausgegeben, was sich auf viele junge Leute auswirkt. Das *Nationale Wohnungs- und Stadtplanungs-Komitee* führte eine Studie durch, derzufolge mehr als 400 000 junge Menschen in Großbritannien im Alter zwischen dreizehn und sechzehn Jahren wenigstens einmal wöchentlich Spielhallen aufsuchen; eine etwa gleich hohe Zahl Jugendlicher spielt mit den in Läden und Cafés aufgestellten Spielautomaten. Obwohl das Gesetzbuch vorschreibt, daß Jugendliche unter achtzehn Jahren in Spielhallen nicht zugelassen werden dürfen, hat sich dieses Gesetz nicht durchsetzen können beziehungsweise greift es bei bestimmten anderen Orten, an denen solche Automaten auch aufgestellt sind, nicht.

Eltern sehen sich daher zunehmend mit der Tatsache konfrontiert, daß das Spielen mit diesen Automaten für ihre Kinder zur Sucht geworden ist. Es gibt Kinder, die ihr ganzes Essengeld, ihr Taschengeld oder das Geld für ihre Busfahrkarte darauf verwenden; andere Kinder beginnen sogar zu stehlen. Es gibt Berichte darüber, daß Kinder die Schule schwänzen und unter Spielsucht leiden. Es gab auch schon Berichte über versuchten Suizid oder Mord durch junge Menschen, die sich wegen des Mißbrauchs solcher Spielautomaten in Schulden gestürzt hatten.

Was kann dagegen getan werden? Zuerst müssen die jungen Menschen natürlich auf die Gefahren aufmerksam gemacht werden, damit sie sich bewußt werden, was ihnen droht, wenn sie eine der genannten Spielhallen aufsuchen. Darüber hinaus empfiehlt die *»Organisation von Eltern junger Spieler«*, daß die Eltern für die Spielschulden ihrer Kinder *nicht* aufkommen sollten, wenn sie in Schwierigkeiten geraten sind, sondern daß die Kinder ihre Spielschuld selbst abbezahlen müssen. Auch sollte das Problem als ein wirkliches Problem angesehen und nicht als eine »vorübergehende Phase« abgetan werden. Dieses Spielverhalten könnte nämlich der Ausgangspunkt für eine andauernde Spielleidenschaft werden und sogar therapeutisch behandelt werden müssen.

Ein anderer Vorschlag lautet, daß eine Änderung der Rechtsprechung herbeigeführt werden müsse, die hilft, junge Menschen effektiver und besser zu schützen. Die bisherige diesbezügliche Rechtsprechung war so gut wie erfolglos. Vielleicht sollten diese Spielautomaten von Orten, zu denen Kinder freien Zugang haben, ganz entfernt werden.

Mindestens aber sollten Eltern die potentiellen Gefahren, die von diesen Spielautomaten für Kinder und junge Menschen ausgehen, nicht auf die leichte Schulter nehmen. Auch sollten sie wissen, an wen sie sich bei den ersten besorgniserregenden Anzeichen um Hilfe wenden können.

6. Pornographische Videoaufzeichnungen

Aufgrund der großen Verbreitung von Videorecordern kommen viele Kinder in eine Situation, in der sie auch pornographische Videoaufzeichnungen zu sehen bekommen. Nicht selten aber meinen die Erwachsenen dazu lediglich, daß die Kinder ja »noch zu jung sind, um zu verstehen, was sie da sehen«. Trotzdem ist dieses Zusehenlassen eine Form von Mißbrauch an Kindern; die Kinder sollten konsequenterweise davor geschützt werden.

Denn die Kinder werden von diesen Filmen sehr wohl beeinflußt. So berichteten selbst Lehrer von Kindern im Kindergartenalter, daß die Kinder so müde und übernächtigt zu ihnen kämen, daß sie unfähig seien, etwas zu basteln; wenn man sie dann nach dem Grund frage, erzählten sie, daß sie bis spät in der Nacht auf waren, weil sie solche Videos angeschaut hätten.

Kinder lernen durch das, was sie sehen und hören. Es gibt auch Kinder, die durch solche Videoaufzeichnungen in die Sexualität eingeführt werden. Ebenso besorgniserregend ist das Verhalten und die Einstellung der Männer und Frauen, die in dieser Art Videos gezeigt werden, insbesondere die brutale Gewalttätigkeit in solchen Filmen, deren gemeinsamer Tenor es ist, daß sexuelle Gewalt und Erniedrigung in Ordnung seien.

Weiterhin besteht Besorgnis darüber, daß ein Kind einem zusätzlichen Mißbrauch ausgesetzt sein könnte durch die Person, die die entsprechende Video-Aufzeichnung vorführt. Erzählt dann ein Kind von einem tatsächlich stattgefundenen sexuellen Mißbrauch, kann das Video von der besagten Person als Ausrede benutzt werden: »Es ist wohl so, daß ich das Video gezeigt habe, aber ich habe das Kind nicht angerührt. Es plappert ja nur nach, was es gesehen hat.«

Dies könnte uns zu der Annahme verleiten, Kinder

könnten falsche Behauptungen über sexuellen Mißbrauch aufstellen, nachdem sie pornographische Video-Aufzeichnungen gesehen haben. Bei kleineren Kindern hat sich dies jedoch nicht bewahrheitet. Ist ein Kind sexuell mißbraucht worden, beschreibt der Junge oder das Mädchen das, was er oder sie erlebt hat, wie es geschehen ist und wie sie sich dabei fühlten oder wie es bei dem Mißbrauch ausgesehen oder gerochen hat. Ein Beispiel: Obwohl ein Kind Oralverkehr nach dem, was es im Videofilm gesehen hat, beschreiben kann, könnte es vom Ansehen des Videos allein nicht wissen, daß »es schmerzte, so daß ich nicht mehr atmen konnte«, oder »daß es weiß und klebrig war«. Solche Enthüllungen können nur aus der persönlichen Erfahrung eines Kindes stammen; sie werden auch in kindlichen Worten beschrieben.

Sorge bereitet auch, wie leichtfertig pornographische Videocassetten in den meisten Video-Verleihgeschäften auf- und ausgestellt sind, nämlich so, daß selbst kleine Kinder leicht das Titelbild der Cassetten sehen können. Einige Eltern haben dagegen protestiert; sie waren insofern erfolgreich, als die Cassetten in den Videotheken an einen weniger leicht zugänglichen Platz umgeräumt werden mußten, wenn sie schon nicht samt und sonders daraus verbannt werden konnten.

In den meisten Haushalten haben Kinder keinen Zugang zu pornographischen Video-Aufzeichnungen. Aber es gibt auch andere Fälle. Eine junge Mutter, die einmal früher als sonst nach Hause kam, um ihr dreijähriges Töchterchen bei der Tagesmutter abzuholen, stellte, als sie in die Wohnung kam, mit Entsetzen fest, daß dort eine eindeutig pornographische Video-Aufzeichnung über den Bildschirm lief. Die Kinder saßen dabei und sahen zu. Die Tagesmutter jedoch war völlig unbekümmert und behauptete, die Kinder seien noch viel zu klein, als daß man sich ihretwegen Sorgen machen müsse. Wenn Sie also Ihre Kinder der Obhut einer Tagesmutter oder eines Babysitters überlassen müssen, sollten Sie die Art von »Unterhaltung« bei diesen vorher überprüfen. Wenn Ihre Kinder schon etwas älter sind und in den Wohnungen befreundeter Familien Videos ansehen dürfen, wäre es ebenfalls angebracht, sich von dem, was gezeigt wird, selbst zu überzeugen.

7. Tyrannen und Rohlinge

Das Schikaniertwerden ist ein Problem für viele Kinder, gleich welchen Alters. Und eigentlich ist es wahrscheinlich die einzige echte Sorge, die Kinder haben. Ich selbst führte über zwei Jahre hinweg eine Untersuchung durch, zu der auch die Befragung von Kindern über das Herumkommandiertwerden gehörte. Etwa 38 Prozent der in dieser Studie erfaßten Kinder waren schon einmal schikaniert worden, darunter einige erheblich. Diese Tatsache war nicht nur für die Kinder, sondern auch für die Eltern und Lehrer Anlaß zu großer Besorgnis. 30 Prozent der Eltern sagten zwar aus, daß sie sich wegen der Schikane sorgten, aber nur 4 Prozent von ihnen hatten versucht, etwas dagegen zu unternehmen. Die Mehrzahl von ihnen meinten vielmehr ihren Kindern gegenüber, sie sollten zurückschlagen und Widerstand leisten – ein Rat, den wir selbst mehr oder weniger alle während unserer Kindheit gehört haben dürften.

Aber die meisten Opfer von Tyrannen können nicht zurückschlagen, weil das die Situation nur noch verschlechtern würde. Unsere Vorschläge in dem Abschnitt »Was ist zu tun?« auf den Seiten 138–144 haben bei einigen Kindern funktioniert. Wir selbst setzen unsere Untersuchungen zu diesem Problem fort. Auch beginnt sich die uralte Einstellung, »daß es Schikane schon immer gegeben hat – weshalb sich also darum kümmern?« langsam zu ändern. Wir wissen von schikanierten Opfern, daß sie sich so sehr fürchten, daß sie nicht mehr in die Schule gehen wollen; sie haben Alpträume, fühlen sich erniedrigt und beschämt und können sich sogar suizidal entwickeln. Es gab auch schon Extremfälle, in denen schikanierte Kinder sich gerächt haben, indem sie den Tyrannen getötet haben – oder aber die Opfer wurden getötet. Obwohl ein solches Vorkommnis selten ist, ist es keineswegs rar, daß die Kinder echte Qualen leiden, wenn sie von einem Rohling schikaniert werden.

Dieses Schikaniert- und Herumkommandiertwerden kann vielerlei Formen annehmen; es kann physischer, psychischer oder verbaler Natur sein oder eine Kombination aus allen drei Arten. Es kann von einer Bande von Schikanierern ausgehen, die ein Kind zusammenschlagen, oder von einer Gruppe von Kindern, die mit einem bestimmten Kind nicht sprechen, es aus ihrem Kreis ausschließen. Es kann aber auch in Form einer gemeinen verbalen Attacke auf ein Kind stattfinden. Bei dem Tyrannen kann es sich um ein anderes Kind oder um einen Erwachsenen handeln.

Was tun, wenn Ihr Kind selbst ein Tyrann ist?

Obwohl die meisten chronischen Tyrannen selbst schon auf irgendeine Weise einmal herumkommandiert oder mißbraucht worden sind, gibt es andere Gründe, warum aus einem Kind ein Schikanierer wird. Eine Scheidung, die Geburt eines Geschwisterchens, Langeweile, Frustration, der Tod eines geliebten Menschen und andere schwierige Situationen können nämlich dazu führen, daß ein Kind seine Probleme im Tyrannisieren eines anderen Kindes ausagiert. Gewöhnlich handelt es sich dabei um ein vorübergehendes Problem, das aber für Eltern, Kinder und Lehrer nichtsdestotrotz sehr besorgniserregend ist.

Sollten Sie feststellen müssen, daß Ihr Kind ein Tyrann geworden ist, dann

- sollten Sie vor allem versuchen, ruhig zu bleiben.
- Sie sollten versuchen herauszufinden, was geschehen ist. Sprechen Sie mit Ihrem Kind, mit seinen Lehrern oder mit einer anderen Person, die Ihnen Auskunft geben könnte, zum Beispiel mit anderen Leuten auf dem Spielplatz, dem Hausmeister oder mit der Zugehfrau.
- Wenn Sie keinen offensichtlichen Grund für das schika-

nöse Verhalten Ihres Kindes finden, sollten Sie sich die Zeit dafür nehmen, um mit Ihrem Kind zu sprechen; Sie müssen aufdecken, was sein ungewöhnliches Verhalten ausgelöst hat. Auch wenn Ihr Kind anfänglich vielleicht nicht mit der Sprache herausrücken will, sollten Sie Ihre Bemühungen fortsetzen. Stellen Sie Ihrem Kind Fragen über seine Freunde, über zu Hause, über die Schule. Lassen Sie ihm Zeit zum Nachdenken; machen Sie keine Spanische Inquisition aus der Unterredung!

- Machen Sie aus einer Ameise keinen Elefanten. Wenn die Situation nicht allzu kritisch ist, sollten Sie der Sache Zeit lassen, sich eventuell selbst zu bereinigen.
- Ist die Situation jedoch kritisch, sollten Sie nicht zögern, Hilfe in Anspruch zu nehmen. Bitten Sie die Schule, Kontakt mit dem Erziehungspsychologen aufzunehmen. Oder Sie sollten sich gegebenenfalls mit Ihrer örtlichen Erziehungsberatungsstelle in Verbindung setzen.

Warum werden aus Kindern chronische Rohlinge und Tyrannen?

Es kann viele Gründe dafür geben, warum Kinder zu Rohlingen und Tyrannen werden, die durchs Leben gehen, indem sie andere tyrannisieren und ausbeuten. Gewöhnlich fühlen sich diese Kinder während des Heranwachsens

- unsicher,
- unzulänglich,
- gedemütigt.
- Sie werden von ihren Eltern oder Geschwistern herumkommandiert.
- Sie sind immer der Sündenbock der Familie.
- Sie wurden physisch, sexuell oder psychisch mißbraucht.

- Sie stehen unter Leistungsdruck.
- Sie dürfen ihre Gefühle nicht zeigen.
- Sie haben das Gefühl, nicht »dazuzugehören«, Außenseiter zu sein, »komisch« auszusehen, anders als ihresgleichen zu sein.
- Sie haben kein Leistungsbewußtsein.

Sehr oft ist es so, daß ein solcher Tyrann selbst Opfer irgendeiner Art von Mißbrauch oder Vernachlässigung war; oder das betreffende Kind fühlte sich dumm, gedemütigt oder fehl am Platz. Andere Kinder dagegen, die das Gefühl haben, umsorgt und geliebt zu werden, können damit umgehen, wenn sie sich einmal verletzbar und abhängig fühlen, wenn sie Fehler machen und nicht alles perfekt bewältigen. Dies gehört ja auch zum Heranwachsen.

Auch gibt es Kinder, die für etwas, für das sie nichts können, bestraft und gedemütigt werden, zum Beispiel wenn sie einmal versehentlich einnässen, nicht zu der Zeit, wenn es Erwachsene wollen, hungrig sind, ein Getränk verschütten, hinfallen, sich verletzen oder einen Pullover verkehrt herum anziehen. Oft erwarten Erwachsene von den Kindern Unmögliches, und nicht selten zeigen sie ihnen noch, daß sie wegen ihrer Abhängigkeit, Unselbständigkeit und Verletzbarkeit irritiert sind. Für das Kind heißt das, daß es »stark« sein muß, daß es im Leben gilt, andere zu demütigen, ja daß dies die einzig richtige Lebenseinstellung ist, wenn es überleben will.

So kommt ein Kind dazu, sein verwundbares und ungeschütztes Ich zu verleugnen und zu hassen. Schwachsein ist ja mit Schmerzen verbunden. Wenn ein solches Kind merkt, daß ein anderes Kind auf seine Art auch schwach ist, greift es dieses an. Die traurige Tatsache aber ist, daß der Tyrann damit eigentlich sich selbst angreift, denn es ist Selbsthaß, was einen Rohling und Schikanierer ausmacht.

Kinder, die andere unterdrücken und schikanieren,

brauchen also Hilfe; normalerweise lehnen sie aber jeden Versuch, ihnen zu helfen, ab, obwohl realistische, eiserne Richtlinien und Regeln ihnen helfen könnten, ihre Reaktionen und ihr wild um sich schlagendes Benehmen zu kontrollieren. Schon der Versuch, ihnen zu helfen, bei irgend etwas erfolgreich zu sein, könnte eine Veränderung bei ihnen herbeiführen. So wurde einem Jungen von seinem Lehrer dadurch geholfen, daß er besondere Fähigkeiten im Tischlern entwickeln lernte. Der Junge begann, wunderschöne Kästchen zu bauen, und der Lehrer sorgte dafür, daß sie gut sichtbar zur Schau gestellt und so bewundert werden konnten. Dadurch entdeckte der Junge einen Teil seiner selbst, den er akzeptieren und lieben konnte, und hörte auf, andere zu schikanieren. Leider ist es gewöhnlich so, daß der einzige »Erfolg«, den die meisten Schikanierer verbuchen können, der ist, ein Rohling zu sein und zu bleiben, so daß andere Kinder Hilfe brauchen, um mit dem Problem fertig zu werden.

Was ist zu tun?

Zuallererst müssen die Kinder verstehen, daß es Situationen gibt, mit denen sie unmöglich alleine fertig werden können, wenn zum Beispiel eine ganze Bande von Rohlingen ein Kind angreift oder wenn ein Tyrann auch noch bewaffnet ist. Da es in erster Linie um die Sicherheit des Kindes geht, sollten Sie Ihrem Kind davon abraten, sich wegen Geld oder irgend etwas anderem in die Gefahr zu bringen, schwer verletzt zu werden. Nicht selten ist es nämlich besser, dem Tyrannen das, was er verlangt, herauszugeben, wegzurennen und erst dann darüber zu berichten.

Nun gibt es aber Eltern, die meinen, es sei am besten, Gleiches mit Gleichem zu vergelten. Wird ein Kind von einem Rohling schikaniert, ist die Reaktion dieser Eltern nicht selten die: »Schlag zurück, oder du wirst immer wieder schikaniert werden!« Diese Taktik kann zwar zuweilen funktionieren, aber sie bringt ein meist kleineres und schwächeres Opfer in eine unmögliche Situation. Rohlinge suchen sich aber immer gerade kleinere und schwächere Kinder als Opfer aus.

Es gibt Kinder, die bevorzugte Opfer von Tyrannen zu sein scheinen, geraten sie doch immer und immer wieder in die Lage, schikaniert zu werden. Es wäre daher hilfreich, man würde das Verhalten eines solchen Kindes untersuchen, um herauszufinden, ob sich das betreffende Mädchen oder der besagte Junge wie ein Opfer benimmt. Vielleicht müßte ein solches Kind lernen, beim Gehen selbstsicherer aufzutreten oder seinem Ärger auch freien Lauf zu lassen oder mehr Durchsetzungsvermögen zu entwickeln. Auch gilt es zu erforschen, ob das Tragen der »verkehrten« Art von Kleidung das Kind zum bevorzugten Opfer von Tyrannen macht.

So konnte eine Familie ihrem Sohn dadurch helfen, daß sie mit ihm eine Art des Gehens übte, die sein Selbstbewußtsein hob. Ursprünglich ging der Junge mit gesenktem Kopf und eingezogenen Schulern, als ob er vor etwas Angst hätte. Die Eltern fragten ihn, wie er sich innerlich dabei fühle, und der Junge antwortete: Es ist, als ob ich Angst hätte.«

Darauf hießen die Eltern ihn mit erhobenem Kopf und geradeausblickend gehen, mit langausholenden, festen Schritten. Gefragt, wie es ihm dabei gehe, antwortete der Junge: »Ich fühle mich stark.« Dies war eine ganz einfache Art und Weise, ihm zu verstehen zu geben, wie ein Tyrann ihn sah.

Am besten wäre es, man wiederholt diese Art Übung mehrere Wochen lang und läßt auch andere Familienmitglieder oder Freunde mitmachen; man muß das Kind dabei immer wieder sehr loben. Man sollte diese Übung aber nicht durchführen, wenn sie zu Spannungen führt oder sie selbst zu einer Art Schikane für das Kind wird, denn dann würde sich das Kind ja nur noch schlechter fühlen.

Da die Opfer von Tyrannen sehr oft schüchterne Kinder sind, ist auch die Lektion auf Seite 41 dieses Buches, in der Kinder das »Nein«-Sagen üben, angebracht. Allein schon wenn der Tonfall, in dem etwas gesagt wird, Ärger und Wut ausdrückt, kann damit das Selbstvertrauen gestärkt werden.

Wenn Ihr Kind sich in den Schlingen einer schwierigen Situation – wie der Schikane – gefangen fühlt, sollten Sie ihm helfen, seine Wut und seinen Ärger und andere damit einhergehende Gefühle auszusprechen. Zwei gute Methoden dafür sind das Zeichnen und das Plastilinmodellieren. Es hat einen therapeutischen Effekt, wenn das Kind eine Plastilinfigur des Rohlings modelliert und dabei seine Frustration ausagiert. Auch kann dies zu einem offeneren Gespräch führen und Ihnen helfen, sich zusammen mit Ihrem Kind eine Taktik auszudenken, wie es besser mit seinem Tyrannen umgehen könnte und was überhaupt zu tun ist. Wenn ein Kind sich gegen einen Tyrannen zur Wehr setzen muß, sollte es sich womöglich der Hilfe von Freunden vergewissern, wie dies im nachstehend geschilderten Beispiel geschah:

Ein kleines Mädchen hatte vor dem Spiegel einen Monat lang das »Nein«-Sagen geübt; es hatte auch gelernt, selbstsicherer zu gehen; außerdem hatte die Mutter dafür gesorgt, daß es auf dem Schulweg von einer Freundin begleitet wurde. Als die Schikaniererin wieder einmal auf das Kind zuging, schaute dieses ihr direkt in die Augen, sagte »Laß mich in Ruhe« und ging davon. Die Tyrannin schickte sich trotzdem an, dem Kind zu folgen. Darauf drehte sich dieses zusammen mit seiner Freundin um, und beide riefen gemeinsam: »Mach, daß du fortkommst!«

In diesem Fall war die Tyrannin so überrascht davon,

daß man sich ihr zu widersetzen wagte, daß sie fortlief. In einem anderen Fall, der sich erst kürzlich ereignete, waren zwei elfjährige Buben auf dem Heimweg von der Schule, als zwei ältere Jungen, die Messer bei sich trugen, auf sie zugingen. Da sich dies in einer belebten Gegend zutrug, in der außerdem auch das Polizeirevier in Sicht war, schrien die beiden kleinen Jungen mit lauter, fester Stimme um Hilfe und rannten an den beiden älteren Jungen vorbei auf das Polizeirevier zu. Dort konnten sie den Polizisten eine genaue Beschreibung der beiden geben, so daß diese Jugendlichen festgenommen werden konnten.

In den hier geschilderten beiden Fällen war den Kindern schon damit geholfen, daß sie nicht allein, sondern zu zweit waren. Wenn wir unseren Kindern zeigen, wie sie sich gegen das Tyrannisiertwerden schützen sollen, müssen wir ihnen auch beibringen, daß sie selbst dabei nicht übertrieben aggressiv werden dürfen und dadurch Gefahr laufen, selbst zu Rohlingen zu werden. Auch sollten sie nie – wenn es vermeidbar ist – das Risiko, sich noch größerem Schaden auszusetzen, eingehen. In dem oben zitierten Fall der mit Messern bewaffneten Jugendlichen wußten die beiden Kinder, daß ihnen schwer geschadet werden würde, wenn sie die beiden Jugendlichen nahe genug an sich herankommen ließen. Sie beschlossen deshalb, so schnell wie möglich wegzulaufen; auch wußten sie, daß Hilfe in Sicht war. Wahrscheinlich hätten sie sich anders verhalten, wenn niemand in der Nähe gewesen wäre, der ihnen hätte helfen können. In beiden Fällen hatten die Kinder die Wahl: Zum einen waren sie sich nicht schutzlos selbst überlassen, zum anderen wußten sie, wie sie sich verhalten sollten, weil sie informiert waren.

Ganz besonders schwierig wird es für ein Kind, wenn es einmal zu einer bestimmten Gruppe von Kindern gehört hat, die sich dann von ihm abwenden und beginnen, es zu tyrannisieren. Nun könnte es sich dabei lediglich um eine jener vorübergehenden Phasen handeln, in der der eine oder der andere aus einer Gruppe in Ungnade fällt. Es könnte daraus aber auch eine richtige Vendetta werden, die gewöhnlich von einem Mitglied der alten Gruppe angeführt wird. Wenn so etwas geschieht, gilt es für das Kind, entweder eine neue Gruppe zu finden (was oft sehr schwierig ist), oder zu versuchen, der Schikane Einhalt zu gebieten, so daß das Kind wieder in seine alte Gruppe zurückkehren kann.

Einer Mutter gelang es, ihrem Sohn zu helfen, einen solchen Teufelskreis zu durchbrechen, indem sie einige Elternpaare der betreffenden Jungen zu sich zu einer Grillparty einlud. Danach hörte die Gruppe auf, ihren Jungen zu schikanieren. Etwas später führte dies außerdem zur Gründung einer Elterninitiative, die sich mit dem Angeberproblem in der Nachbarschaft befaßte. Es gehörte zu ihrer Strategie, den Kindern zu sagen, daß es in Ordnung sei, wenn sie zu Hause darüber berichteten, wenn sie schikaniert worden sind, und daß sie ihren Kindern glauben würden.

Wenn nun Kinder darüber berichten, daß sie tyrannisiert werden, müssen die Eltern aber auch bereit sein, zu helfen, so wie es bei der eben genannten Elterninitiative der Fall war. Dann wird Schikane innerhalb der Gemeinschaft generell zu einem verpönten Verhalten, und die Kinder fühlen sich demzufolge auch freier und sicherer, einander beizustehen.

Ist eine solche Art von Kooperation in der Gemeinschaft nicht möglich, sollten Sie versuchen, das eine oder andere Kind der Gruppe zu sich einzuladen, mit dem ihr Kind sich wieder gerne anfreunden möchte. Richten Sie es dann so ein, daß es ein schöner Nachmittag wird, der allen Spaß macht; dies wird es den andern Kindern erschweren, weiterhin Ihr Kind herumzuschikanieren. Diese Gruppe von eingeladenen Kindern sollten Sie mit der Zeit so nach und nach vergrößern, bis Ihr Heim zu einem Mittelpunkt wird und zu einem Ort, wohin die Kinder gerne eingeladen werden möchten. Dies bedeutet natürlich viel Extraarbeit für Sie, aber normalerweise lohnt sich die Mühe. Es ist immer noch besser, seine Energien auf eine positive Atmosphäre zu richten, als ständig ein durch Schikane verunsichertes Kind wieder aufrichten zu müssen.

Eine der besten Methoden, dahin zu kommen, daß die Tyrannei aufhört, ist es, die Kinder, ihre Eltern und die Lehrer ihrer Schule davon zu überzeugen, daß präventive Maßnahmen zum Verhindern von Schikane Vorrang bekommen. Dies ist auch ein Teil des *Kidscape*-Programmes. Einige Schulen, die es verwendeten, haben berichtet, daß das Schikanieren dadurch gestoppt werden konnte. Der Erfolg des *Kidscape*-Programmes ist vor allem darauf zurückzuführen, daß die Kinder verstanden, daß das Schikanieren etwas Feiges ist. Sie hielten daraufhin besser zusammen, und der Angeber hatte nicht nur keine Opfer mehr, sondern es geschah mitunter auch, daß er sich änderte und wieder ein positives Mitglied der Gruppe wurde.

Solche Ansätze funktionieren am besten dann, wenn in den untersten Schulklassen mit ihnen begonnen wird. Die Tyrannei unter Jugendlichen kann auf dem Wege der Erziehung bekämpft werden, oder sie erledigt sich durch den Druck, der von Gleichaltrigen ausgeht.

Obwohl Schikane nicht immer leicht Einhalt geboten werden kann, lohnt es den Versuch, das Verhalten chronischer Rohlinge zu ändern, nicht nur wegen des Schadens, den sie an ihren Opfern anrichten, sondern auch wegen des Schadens, den sie sich selbst zufügen. Es wurde bereits damit begonnen, die Langzeitauswirkungen chronischen Tyrannisierens zu untersuchen.

So hat eine zwanzig Jahre dauernde Studie der amerikanischen Universität von Illinois gezeigt, daß aus Kindern, die von frühester Kindheit an chronische Rohlinge und Tyrannen waren, gewalttätige Erwachsene wurden, die Straftaten begingen, ihre Frauen und Kinder prügelten und überhaupt Schwierigkeiten mit Beziehungen zu anderen Menschen hatten. Auf Kinder, die keine Rohlinge waren, traf das nicht zu.

Obwohl sicherlich nicht allein das Schikanieren diese Probleme ausgelöst haben mag, liegt es doch auf der Hand, daß es viel Elend anrichtet. Wenn Sie Ihren Kindern dazu verhelfen, mit diesem Problem jetzt fertig zu werden, könnten Sie dazu beitragen, daß noch ernstere zukünftige Probleme verhindert werden.

8. Weitere Sicherheitstips

Wann lassen wir unsere Kinder selbständig werden?

Die Entscheidung, wann sie ihren Kindern erstmalig die Erlaubnis geben können, allein oder zu zweit auszugehen, ist schon immer ein Thema der Besorgnis und der Vorbehalte von Eltern gewesen. Eine Mutter pflegte zu sagen, daß sie ihre Kinder im »nächsten Jahr« unabhängiger werden lasse; war dann das nächste Jahr gekommen, war das ihrer Meinung nach noch immer zu früh.

Aus einer zweijährigen, bei 4000 Elternpaaren durchgeführten Meinungsumfrage zum Problem der Unabhängigkeit ihrer Kinder ging hervor, daß der einzige Punkt, in dem alle übereinstimmten, die Reife (nicht das Alter) des Kindes ist, die für den Grad der zu gewährenden Unabhängigkeit ausschlaggebend ist. Weitere wichtige Faktoren waren der Ort, an dem die Familie lebt, und die Entfernungen, die die Kinder von dort aus zurückzulegen haben. Bei den meisten Eltern bestand jedoch eine ziemlich hohe Übereinstimmung bezüglich des Alters der Kinder. Sie erklärten,

- daß neun Jahre das Durchschnittsalter sei, mit dem man Kinder allein über die Straßen der Stadt oder des Dorfes gehen lassen oder sie zum Einkaufen schicken könne;
- daß elf oder zwölf Jahre ein vernünftiges Alter seien, um Kindern den Gebrauch öffentlicher Verkehrsmittel innerhalb der Stadt zu erlauben, allerdings nur tagsüber;
- daß man Jugendliche allein oder mit einem Freund oder einer Freundin abends bis 11.00 Uhr ausgehen lassen könne. Darüber waren alle Eltern besonders besorgt, aber die meisten meinten doch, daß man es ihnen im Alter von 15 oder 16 Jahren gestatten könne.

Alle befragten Eltern äußerten, daß sie in ständiger Sorge um ihre Kinder waren, als sie ihnen erst einmal größere Unabhängigkeit zugestanden hatten. Ihre Unruhe hielt auch weiterhin an, gleichgültig, wie alt die Kinder waren. Ein Vater erzählte, daß er nie gut schlafen konnte, solange er wußte, daß seine Kinder nicht zu Hause waren, obwohl das älteste bereits zweiundzwanzig Jahre alt war.

Obwohl dies eine der schwierigsten Aufgaben von Eltern sein dürfte, müssen wir unseren Kindern helfen, unabhängig und erwachsen zu werden. Dies wird leichter für sie, wenn wir ihnen die richtigen Taktiken an die Hand geben.

Tips für öffentliche Orte

Kinder und Jugendliche müssen über die Sicherheitsvorkehrungen Bescheid wissen, die sie in den verschiedensten Situationen gebrauchen können:

Aufzüge und Treppen

Sprechen Sie mit den Kindern oder Jugendlichen darüber, was sie tun sollten, wenn es ihnen nicht geheuer ist, eine Treppe oder einen Aufzug zu benutzen, weil dort Menschen sind, vor denen sie sich nicht sicher fühlen.

> Ein achtjähriges Mädchen wurde kürzlich in einem Lift sexuell mißbraucht, als ein Mann in den Aufzug stieg und diesen zwischen zwei Stockwerken anhielt. Das Kind verhielt sich genauso, wie man es gelehrt hatte, denn es gab keinen Fluchtweg oder die Chance, durch Schreien Aufmerksamkeit zu erregen. Das Mädchen überlebte zwar den Anschlag, war aber sehr verstört. Später erzählte es, daß sein erster Impuls gewesen sei, den Lift zu

verlassen, als besagter Mann einstieg; aber es hatte nicht unhöflich sein wollen.

Auch wenn sie länger brauchen, bis sie zu ihrem Ziel kommen, sollten Kinder und Jugendliche sich immer sagen, daß sie aus einem Aufzug aussteigen müssen, wenn etwas sie irgendwie beunruhigt. Erklären Sie ihnen, daß sie entweder aussteigen und warten sollen, bis der Aufzug zurück ist, oder daß sie im nächsten Stockwerk aussteigen sollen, wenn es dort sicher ist. Dasselbe gilt für die Benutzung von Treppen: Es ist besser, einige Minuten – oder auch länger – zu warten, wenn sich auf einer Treppe eine Person oder eine Gruppe von Personen befindet, vor denen man Angst hat. Indem Sie dies mit den Kindern besprechen, können Sie ihnen beibringen, was sie zu tun haben, wenn die entsprechende Situation eintritt.

Öffentliche Toiletten

Wenn möglich, sollten Sie Ihr Kind immer begleiten, wenn es einmal eine öffentliche Toilette aufsuchen muß. Wenn Kinder heranwachsen, wird das problematisch. Achtjährige Jungen zum Beispiel beginnen sich zu weigern, auf die Damentoilette zu gehen, weshalb es vorkommen kann, daß eine Mutter draußen steht und hineinruft: »Alles in Ordung?«, und der kleine Junge brüllt zurück: »Ich kann selbst auf mich aufpassen!« Dasselbe trifft auf Väter mit ihren Töchterchen zu. Aber als Eltern haben wir keine Wahl und sollten unsere Kinder vielmehr anspornen, durch kleine Vorfälle wie diese ihr Selbstvertrauen zu trainieren.

Wir müssen mit den Kindern auch darüber sprechen, was sie zu tun haben, wenn sie in einer öffentlichen Toilette »angemacht« werden. Bei einem Elterntreffen zum Thema

Sicherheit ihrer Kinder berichtete eine Mutter davon, daß ihr neunjähriger Sohn auf die Toilette eines sehr renommierten Restaurants gegangen sei, ein Gasthaus übrigens, in dem Kinder gerne gesehen sind. Der Junge kam vom WC blaß und verstört zurück. Ein Mann hatte sich an ihm zu schaffen gemacht, und der Junge war viel zu erschrocken gewesen, als daß er hätte wegrennen können. Die Mutter hatte bislang nicht daran gedacht gehabt, ihren Sohn vor einer solchen Eventualität zu warnen. Vor allem aber hielt sie einen derartigen Vorfall in einem so guten Restaurant für ausgeschlossen.

Hätte der Junge gewußt, daß er sofort hätte davonlaufen sollen, als der Mann davon sprach, daß er ihm »eine Überraschung zeigen« wolle, hätte der Vorfall nicht stattgefunden. Grundlagen für die Sicherheit unserer Kinder sind also vorausplanende Strategien wie die in diesem Buch genannten »Was wäre wenn?«-Fragen. Außerdem sollten die Kinder ausdrücklich darauf hingewiesen werden, daß sie aus solchen und ähnlichen Situationen einfach weglaufen müssen.

Öffentliche Transportmittel

Prägen Sie den Kindern oder Jugendlichen ein, sie sollten, wenn sie im Zug fahren oder die U-Bahn benutzen, immer ein Abteil oder einen Wagen betreten, in dem auch andere Menschen sind. Wenn möglich, sollten sie sich in das Abteil setzen, in dem auch der Schaffner ist. Bringen Sie den Kindern und Jugendlichen bei, daß sie das Abteil wechseln sollen, wenn sie plötzlich alleine darin sind oder wenn nur noch eine einzige weitere Person darin sitzt oder eine Bande, die offensichtlich zusammengehört.

Achten Sie darauf, daß die Kinder wissen, wie und wann sie die Notbremse ziehen müssen. Ein Jugendlicher wurde von einer Bande zusammengeschlagen, als er allein in einem Abteil unterwegs war. Er dachte zwar daran, die Notbremse zu ziehen, befürchtete aber, daß er dann automatisch eine Geldstrafe zu zahlen hätte. Ein anderes Kind, das in einer ähnlichen Situation war, war zu klein, um an die Notbremse heranzureichen; der Gedanke, auf den Sitz zu klettern, um so die Notbremse zu erreichen, kam ihm nicht. Bei einer Fahrt mit der Untergrundbahn ist es wichtig, daran zu denken, daß Kinder die Notbremse ziehen sollten, solange der Zug hält und nicht erst, wenn er wieder in Fahrt ist.

Wenn Kinder im Bus unterwegs sind, sollten sie in der Nähe des Fahrers oder Schaffners sitzen. Wenn sie Taxi fahren, sollten sie sich nach Möglichkeit immer ein gewerbliches Taxi nehmen. Der Taxifahrer soll das Kind möglichst bis an die Haustüre begleiten oder wenigstens warten, bis das Kind im Hause verschwunden ist. Wenn ein Kind aus irgendeinem Transportmittel aussteigt, sollte es sich vergewissern, daß es nicht verfolgt wird. Ist es, wenn es aussteigen will, verunsichert, sollte es gar nicht erst aussteigen, sondern besser bis zur nächsten Haltestelle weiterfahren, was sicherer ist. Prägen Sie den Kindern und Jugendlichen ein, daß sie auch immer bei Ihnen anrufen dürfen, um sich abholen zu lassen, oder aber daß sie gegebenenfalls ein Taxi nach Hause nehmen dürfen, das Sie dann bei der Heimkehr bezahlen.

Eine weitere sehr nützliche Gewohnheit, die Sie den Kindern einprägen müssen, ist folgende: Von dem Moment an, in dem Kinder oder Jugendliche alleine ausgehen dürfen, sollten sie immer genügend Geld für die Heimfahrt in der Tasche haben; dieses Geld dürfen sie auf keinen Fall für irgend etwas anderes ausgeben.

Dasselbe trifft zu, wenn Ihre Kinder die Erlaubnis bekommen, alleine ins Kino, ins Schwimmbad, auf Spielplätze, in Freizeitparks, zum Tanzen, zu ihrem Club und so weiter zu gehen, an Orte also, wo Kinder oder junge Menschen unter sich sind. Natürlich wäre es immer das Beste, Sie würden Ihre Kinder begleiten, sie nie allein in öffentlichen Transportmitteln unterwegs wissen, sie nie allein zu Hause lassen und überhaupt immer alles für ihre Sicherheit tun. Andererseits sollten die Kinder mit zunehmendem Alter jedoch auch ihre eigenen Wege entwickeln, wie sie mit der Selbständigkeit fertig werden, oder aber wenn sie sich selbst überlassen sind. Wir können nur hoffen, daß sie nie in eine Situation kommen, in der sie zu einer der oben geschilderten Strategien Zuflucht nehmen müssen. Wenigstens aber haben Sie ihnen damit Hinweise für mögliche Auswege gegeben.

Telefontips

Da in einem Notfall das Telefon für Kinder zum letzten Rettungsanker werden könnte, muß ihnen das Telefonieren gezeigt werden. Vergewissern Sie sich, daß Ihre Kinder wissen, wie man eine Nummer wählt, wie man den Hörer abnimmt, den Knopf drückt oder gegebenenfalls Münzen einwirft.

Prägen Sie Ihren Kindern *nicht* ein, wenn das Telefon klingelt, zuerst ihren Namen und ihre Telefonnummer anzugeben. Viele obszöne Telefonanrufer würden sonst, wenn sie so Ihre Telefonnummer erfahren haben, immer wieder anrufen. Da diese Anrufer oft aufs Geratewohl Nummern wählen, ist es das Beste, man gibt ihnen keine Handhabe, wieder anzurufen.

Zeigen Sie den Kindern und Jugendlichen, wie man einen Notruf ausführt, indem Sie es mit ihnen üben. Erklären Sie ihnen, daß man keine Münzen einwerfen muß, wenn man die Notrufnummern 110 oder 112 wählt.

Hilfreich wäre es auch, das Telefonieren wie in einem Rollenspiel zu üben, weil es in einer Notlage immer schwierig ist, sich an das zu erinnern, was man nur gesagt bekommen und selbst nie getan hat. Sie sollten auch Ihre Telefonnummer und Ihre Adresse in Blockschrift zu Hause neben dem Telefon anbringen, weil diese lebensnotwendige Information oft wie »weggewischt« ist, wenn ein Notruf in einer Streßsituation durchgeführt werden muß.

Erklären Sie also den Kindern, daß der Notruf-Vermittlungsdienst nach Ihrer Telefonnummer fragen wird und welcher Notdienst gebraucht wird – die Feuerwehr, die Polizei, der Kranken- oder gegebenenfalls der Rettungswagen. Die Vermittlung wird gleichfalls nach Ihrem Namen, Ihrer Adresse und dem Ort des Notfalles fragen. Je nach dem Alter Ihres Kindes ist dies wahrscheinlich die einzige Situation, in der es in Ordnung ist, wenn es Ihren Namen, die Adresse und die Telefonnummer am Telefon weitergibt.

Lassen Sie Ihr Kind nun so tun, als ob es die Nummer 112 wählte, weil Feuer ausgebrochen ist.

Übernehmen Sie die Rolle der Telefonvermittlungsstelle und sagen Sie:

- Erwachsener: »Hier ist der Telefonnotruf. Ihre Telefonnummer?«
- Kind: »0711-72108.«
- Erwachsener: »Welchen Notdienst brauchen Sie?«
- Kind: »Die Feuerwehr.«
- Erwachsener: »Feuerwehr. Ihre Nummer?«
- Kind: »0711-72108.«
- Erwachsener: »Ihr Name?«
- Kind: »Hans Schmidt.«
- Erwachsener: »Von wo rufen Sie an?«
- Kind: »Kleiststraße 15.«
- Erwachsener: »Wo brennt es?«
- Kind: »Im Haus nebenan.«

Dies sollten Sie eine Woche lang immer wieder mit Ihrem Kind üben und dabei jeweils eine andere Notrufstelle simulieren. Wenn das Kind dann alles gut begriffen hat, sollten Sie daraus ein Überraschungsspiel machen, um festzustellen, ob Ihr Kind alles automatisch richtig macht, auch wenn es überrascht wird. Sie können ein solches Spiel zum Beispiel üben, indem Sie vorgeben: »Es gab einen Unfall zwischen einem PKW und einem Motorrad. Du bist der einzige Zeuge. Was mußt du tun?« Ist die Antwort korrekt, sollten Sie Ihr Kind dafür belohnen. Weil Notfälle plötzlich und unverhofft eintreten, ist es gut, wenn Ihr Kind schnell zu reagieren lernt.

Meistens nimmt eine Vermittlung über den Telefonnotruf weniger als eine Minute in Anspruch, obwohl einem auch dies in einer Notsituation recht lang vorkommen mag. Prägen Sie Ihrem Kind ein, daß es immer besser ist, einen Erwachsenen zu finden, der den Notruf an seiner Stelle ausführt, sofern dies möglich ist. Prägen Sie Ihrem Kind vor allem aber auch ein, daß *niemand* einen Notruf ausführen darf, wenn es sich nicht tatsächlich um einen Notfall handelt.

Obszöne Telefonanrufe

Erklären Sie Ihrem Kind, daß es Menschen gibt, die das Telefonieren mißbrauchen, und daß es vorkommen kann, daß eine unbekannte Person anruft und etwas Häßliches zu ihm sagt oder komisch in das Telefon hineinatmet. Geben Sie Ihrem Kind für einen solchen Fall etwa folgenden Rat:

> »Sofort auflegen! Der obskure Anrufer will ja nur erreichen, daß du ihm irgendwie antwortest. Er oder sie wird nicht wieder anrufen, wenn du nicht reagierst. Sollte der anonyme Anrufer doch noch einmal anrufen, und es ist niemand zu Hause, der dir helfen kann, solltest du versuchen, einen Erwachsenen zu erreichen. Du könn-

test versuchen, deine Eltern, deine Großeltern oder einen Nachbarn anzurufen. Wenn dies nicht möglich ist, solltest du den Hörer abnehmen und weglegen, bis ein Erwachsener nach Hause kommt; diesem solltest du alles sofort erzählen.«

Ein obszöner Telefonanruf kann eine schreckliche Erfahrung sein. Sie als Erwachsener sollten Ihrem Kind bestätigen, daß dies in der Tat etwas Schreckliches ist, und Ihr Kind auffordern, zu Ihnen über seine Gefühle zu sprechen. Fragt Ihr Kind dann: »Wird diese Person hierherkommen, um mich zu finden?«, sollten Sie dies nicht als unwichtig abtun, denn Ihr Kind ist tatsächlich beunruhigt. Wenn Sie ihm mit »Natürlich nicht!« antworten, wird dies nicht genügen. Vielmehr sollten Sie auf eine solche Frage etwa so reagieren: »Dieser Anruf beunruhigt dich, nicht wahr? Was sagte die Person, daß sie tun wolle?«

Geben Sie Ihrem Kind Gelegenheit, die beunruhigenden Gedanken, die ihm durch den Kopf gehen, mit Ihnen durchzusprechen. Erklären Sie Ihrer Tochter oder Ihrem Sohn, daß Menschen, die solche Anrufe tätigen, Probleme haben, daß sie sich aber zu Hause verstecken und sich nicht offen herauswagen. Beruhigen Sie Ihr Kind mit der Versicherung, daß es von dieser Person nicht gesehen werden kann und daß diese Person auch nicht unbedingt weiß, wo es wohnt. Hat Ihr Kind nach einem solchen Telefonanruf Alpträume, sollten Sie die Seite 61 dieses Buches zu Rate ziehen.

Wenn diese obszönen Anrufe nicht aufhören, sollten Sie es der Polizei melden oder Ihre Anrufe von der Störungsstelle abfangen lassen. In einem Fall konnte ein Mädchen erst durch das Auftreten der Polizei wieder beruhigt werden; dies half besser als alle Beteuerungen seiner Mutter. Die reale Tatsache, daß der Übeltäter nicht festgenommen werden konnte, war nicht wichtig. Erst der Polizeibeamte konnte dem Kind wieder die Gewißheit geben, daß man es beschützte und daß etwas in der Sache unternommen wurde.

Eine weitere Alternative: Sie können eine Trillerpfeife neben das Telefon legen, und wenn Sie sicher sind, daß es sich wieder um den obszönen Anrufer handelt, mit aller Kraft in den Hörer hineinpfeifen. Schließlich und endlich können Sie auch noch Ihre Telefonnummer ändern lassen, wenn den obszönen Anrufen nicht anders Einhalt geboten werden kann.

Entgegennahme von Telefonanrufen

Wenn Ihr Kind einen Anruf beantwortet, aber alleine zu Hause ist, sollte es nie zugeben, daß es gerade allein ist (siehe hierzu auch Kapitel »Babysitter«). Üben Sie mit Ihrem Kind Antworten, wie »meine Mutter ist gerade im Bad. Geben Sie mir Ihre Numer, und sie ruft zurück«, oder: »Mein Vater macht gerade ein Nickerchen, kann ich ihm etwas ausrichten?« Die Freundinnen einer Mutter waren einmal über die Vielzahl von Bädern, die diese Mutter nahm, überrascht. Sie sollten also in dem, was Sie Ihre Kinder am Telefon ausrichten lassen, wenn sie einen Anruf entgegennehmen, etwas variieren.

Kinder-Telefonseelsorge und andere Telefonhilfsdienste

Wie viele Kinder und junge Menschen es brauchen, über eine Unmenge von Themen mit irgend jemandem zu sprechen, wurde ersichtlich aus der großen Zahl von Kindern und Teenagern, die beim Samariterdienst, beim Kinder- und Jugendtelefon oder anderen Telefonhilfsdiensten anriefen. Obwohl wir der Ansicht sind, daß diese jungen Menschen besser daran täten, mit jemandem, den sie kennen, zu sprechen, ist dies offensichtlich nicht immer möglich. In Fällen, in denen ein Kind zu Hause geschlagen oder sonstwie mißhandelt wird, kann es schon sein, daß das Kind glaubt, es jemand anderem als seinen Angehörigen sagen zu müssen.

Ein Kind könnte auch dann mit jemandem außerhalb der Familie sprechen wollen, wenn es zum Beispiel unter Druck gesetzt wird, eine Droge auszuprobieren, oder wenn es von einem Rohling belästigt wird. Diese Kinder- und Jugendtelefone, bei denen Kinder das Gefühl haben, daß da jemand ist, der ihnen zuhört, können für viele von ihnen zu einer wertvollen Quelle von Beistand und Rat werden. Allein schon die lange und erfolgreiche Tätigkeit des Samariterbundes für Erwachsene und junge Menschen ist ein Beweis dafür.

Mitunter können diese Telefonhilfsdienste auch lediglich als eine Zwischeninstanz dienen, um den Kindern, die Hilfe in schwierigen Situationen suchen, die für sie zutreffende Organisation zu nennen. *Childline* und *Incest Crisis Line* haben berichtet, daß die häufigsten Anliegen der Kinder die des körperlichen und sexuellen Mißbrauches gewesen sind.

Obwohl wir es natürlich am liebsten sähen, daß die Kinder mit *uns* sprechen, wäre es gut, ihnen zu sagen, daß sie, je nachdem, wie ihnen zumute ist, auch mit anderen Familienmitgliedern, mit Freunden oder mit Organisationen wie dem *Samariterbund* oder *Childline* sprechen und sich von dort Hilfe holen können. Anrufe bei *Childline* sind landesweit kostenlos, und der Samariterbund ist unter der Ortswahl zu erreichen.

Tips zu Babysittern

Es ist oft schwer, den richtigen Babysitter zu finden. Trotzdem sollten sich Eltern eine Person, der sie ihre Kinder anvertrauen wollen, genau ansehen. Leider melden sich auch Menschen als Babysitter, die darauf aus sind, Kinder zu mißbrauchen, weil dies für sie der direkteste Weg ist, mit Kindern allein zu sein. Wenn Sie also einen Babysitter brauchen, sollten Sie, ehe Sie ihn einstellen, versuchen,

- statt seiner ein Familienmitglied oder eine befreundete Person zu finden, bei dem oder der Sie und Ihr Kind sich wohl, glücklich und geborgen fühlen.
- Sie sollten einen Babysitter finden, der Ihnen von Ihren Freunden empfohlen wird. Aber auch in diesem Falle sollten Sie alle seine Referenzen überprüfen.
- Sie sollten sich mit Freunden verabreden, abwechselnd mit ihnen die Kinder zu hüten.
- Wenn Sie sich schließlich doch für eine fremde Person entscheiden müssen, sollten Sie ihre verschiedenen Referenzen im voraus überprüfen.
- Achten Sie auf die Reaktion Ihres Kindes, wenn Sie ihm sagen, daß der Babysitter nun kommt. Ein kleines Mädchen weinte und weinte, sooft man es der Obhut des Untermieters überließ. Die Mutter hielt dies für eine Laune, obwohl das Kind sich bei anderen Menschen nicht so verhielt, und tadelte es. Der Untermieter aber, der allgemein als vertrauenswürdiger Mann galt, hatte das Mädchen schon seit mehr als zwei Jahren mißbraucht.
- Rufen Sie unverhofft zu Hause an und verlangen Sie Ihr Kind zu sprechen. Dies ist wieder eine der Situationen, in der ein vorher vereinbartes Codewort hilfreich sein kann, weil das Kind Ihnen so signalisieren kann, wenn es Grund zur Besorgnis gibt. Sie sollten Ihrem Kind erklären, daß Sie sofort heimkämen, wenn es den verabredeten Code benutzt. Dieser darf aber von ihm *nur* dann

verwendet werden, wenn es wirklich in Gefahr zu sein glaubt. Sonst könnte es Ihnen nämlich passieren, daß Sie nach Hausse eilen, nur um einen defekten Fernseher vorzufinden!

- Sie sollten besorgt sein, wenn der Babysitter Entschuldigungen vorbringt und Sie nicht mit Ihrem Kind sprechen läßt.
- Seien Sie wachsam und mißtrauisch Männern gegenüber, die sich immer wieder als Babysitter anbieten und die mehr an der Freundschaft Ihres Kindes interessiert zu sein scheinen als an der Ihrigen. Dieselben Männer erbieten sich auch gerne, Ihre Kinder auf einen Spaziergang mitzunehmen, damit Sie selbst eine Pause einlegen können. Dies bedeutet natürlich nicht, daß Sie allen Männern mißtrauen oder sie nicht als Babysitter akzeptieren sollten. Jedoch könnte dieses besondere Verhaltensmuster, daß ein Mann nur an Kindern interessiert zu sein scheint, ein Warnsignal sein.
- Sie sollten bei Ihrem Babysitter immer die Telefonnummer hinterlassen, wo Sie in einem dringenden Falle erreichbar sind. Hinterlassen Sie auch andere Kontaktadressen! Wenn Sie kein Telefon haben, sollten Sie sich vergewissern, daß Ihr Babysitter weiß, wo sich das nächste Telefon in Ihrer Umgebung befindet.

Tips für Jugendliche, die eine Teilzeitarbeit suchen

Bei der Überlegung, ob Sie einen bestimmten Job, zum Beispiel als Babysitter, annehmen oder wenn Sie eine Bewerbung schreiben, sollten Sie sich darüber klar werden, für wen Sie arbeiten werden; Sie sollten auch wissen, was Sie in Notfällen tun müssen:

- Wenn Sie allein auf sich angewiesen sind, sollten Sie keine Anzeigen, in denen nach einem Babysitter gesucht oder in denen eine andere Gelegenheitsarbeit angeboten wird, beantworten.

Eine Fünfzehnjährige antwortete kürzlich auf die Postkarte einer Stellenvermittlungsagentur und verabredete sich mit einem »Vater« an einem Ort, der sich später als Haus für Obdachlose herausstellte. Sie wurde vergewaltigt und geschlagen. Der Übeltäter wurde nie gefunden.

- Lassen Sie sich, wenn möglich, einen Job von Freunden vermitteln und versuchen Sie, über die entsprechende Familie im voraus so viel wie möglich zu erfahren. Nehmen Sie eine(n) Freund(in) mit oder einen Verwandten, wenn Sie sich vor der Arbeitsaufnahme mit Ihrem zukünftigen Arbeitgeber treffen.
- Sorgen Sie vor, daß Ihre Eltern wissen, wo Sie hingehen und wie sie sich mit Ihnen in Verbindung setzen können.
- Orientieren Sie sich, wie Sie am besten zu Ihrem Arbeitsplatz und wieder nach Hause kommen. Wenn es abends spät wird, sollten Sie dafür sorgen, daß Sie von Ihren Eltern abgeholt werden. Das Hin- und Zurückbringen können auch die Eltern des Kindes besorgen, für das Sie den Babysitter machen.
- Ist die Person, die Sie im Wagen mitnehmen soll, betrunken, sollten Sie auf keinen Fall in das Auto steigen. Rufen Sie statt dessen Ihre Eltern, eine(n) Freund(in) oder ein Taxi an. Ein Job ist es nicht wert, sein Leben zu riskieren!
- Sind Sie Babysitter, sollten Sie immer wissen, wie und wo Sie sich mit den Eltern der Kinder in Verbindung setzen können.
- Lassen Sie es niemals jemanden wissen, wenn Sie allein bei irgendeinem Job sind. Ruft jemand an, um mit Ihrem Arbeitgeber zu sprechen, sollten Sie antworten, daß dieser gerade nicht abkömmlich sei; erfinden Sie irgendeine Ausrede wie: »Sie sind gerade beim Essen, wollen Sie mir Ihre Nummer geben, damit man zurückrufen

kann?« oder: »Der Vater schläft gerade, kann er Sie anrufen?«

- Wenn irgend etwas geschieht, das Sie erschreckt, sollten Sie ohne Zögern Ihre Eltern oder die Polizei anrufen, um Hilfe zu bekommen.
- Wenn Sie beim Babysitten sind, sollten weder Sie noch die Kinder die Tür öffnen, es sei denn, Sie hätten dies im voraus mit jemandem, der angemeldet ist oder der die Erlaubnis der Eltern der Kinder hat, verabredet.
- Sie sollten wissen, wie man in einem Notfall telefoniert (siehe hierzu die Seiten 150–151 dieses Buches).
- Orientieren Sie sich über den schnellsten und geradesten Weg, auf dem Sie im Falle eines Feuers oder in einem anderen Notfall das Haus Ihres Arbeitgebers verlassen können. Sind Sie bei ihm der Babysitter, sollten Sie im voraus darüber nachdenken, wie Sie die Kinder und sich in Sicherheit bringen können.
- Haben Sie eine Besorgung zu machen, sollten Sie immer darauf achten, daß niemand Ihnen folgt oder sich sonstwie auffällig benimmt. Selbst beim geringsten Zweifel sollten Sie bei einem Bekannten oder Verwandten um Einlaß bitten oder in das nächstgelegene Geschäft eintreten. Dabei ist es unwichtig, wieviel Uhr es ist, ob frühmorgens oder spät abends. Sorgen Sie dafür, daß Sie bemerkt werden.
- Wenn Sie bei der Ausübung irgendeines Jobs dringend Hilfe benötigen sollten oder sich vor etwas fürchten, sollten Sie ohne Zögern Krach schlagen und gegebenenfalls ein Fenster einschlagen, um auf die Situation aufmerksam zu machen.
- Sie sollten es immer melden, wenn Sie zum Beispiel von jemandem verfolgt werden oder eine Person sich Ihnen unsittlich zu nähern versucht hat, oder wenn Ihnen jemand auffällt, der in Schwierigkeiten ist. Auch wenn Ihnen der Vorfall noch so unbedeutend erscheinen mag, sollten Sie es der Polizei melden. Wenn Sie dies tun,

könnten Sie die Polizei eventuell auf eine echte Gefahr aufmerksam machen, ja sogar ein Menschenleben retten. In Fällen, in denen Kinder oder junge Menschen als vermißt gemeldet wurden, haben sich nach dem Ereignis oft Zeugen gefunden, die über suspekte Personen Aussagen machen konnten, die kurz, ehe das Kind verschwand, noch in der Nähe waren. Wenn Sie wachsam sind und rechtzeitig über Beobachtungen sprechen, können Sie sogar dabei helfen, daß ein Unglück oder eine Straftat an einem Kind verhindert wird.

- Achten Sie auch auf Vorfälle, die mit der Beschädigung von Eigentum zu tun haben können, zum Beispiel ein eingedrücktes Fenster, das ein Zeichen für Vandalismus oder einen Einbruch sein kann. Erstatten Sie der Polizei Bericht. Auf keinen Fall sollten Sie der Sache auf eigene Faust nachgehen, weil Sie sich dadurch selbst in Gefahr bringen könnten.

Schlußfolgerungen

9. Funktionieren unsere Vorsichtsmaßnahmen?

Die positive Aussage dieses Buches besteht im wesentlichen darin, daß Eltern und anderen Erwachsenen, die sich um das Wohl von Kindern, Jugendlichen und jungen Menschen kümmern, sehr wohl Mittel und Wege zur Verfügung stehen, wie sie sie lehren können, sich zu schützen. Und dies trotz der beunruhigenden Tatsache von sexuellem Mißbrauch, der wachsenden Besorgnis um den Drogen-, Alkohol- und Lösungsmittelmißbrauch, der Furcht vor Rohlingen und Schikanierern und anderer besorgniserregender Probleme. Die Wirksamkeit der den Kindern mit auf den Weg gegebenen Vorsichtsmaßnahmen ist auch in vielen inzwischen bekannt gewordenen Vorfällen bestätigt worden. Natürlich kann man nicht wissen, wie Kinder – wie im folgenden beschrieben – reagiert hätten, wenn sie nicht darüber informiert gewesen wären, wie sie sich zu verhalten und zu schützen haben. Aber die verschiedenen Kinder, von denen wir nun berichten, sagten aus, daß sie wußten, was zu tun war, weil sie im voraus über Sicherheits- und Vorsichtsmaßnahmen nachgedacht hatten und diese dann auch beachtet haben.

Im folgenden beschreiben wir nun einige wenige von den Hunderten von Fällen, die von uns registriert worden sind:

- Die zwölfjährige Jane und ihr neun Jahre alter Bruder Edward gingen gerade über einen großen öffentlichen Platz, als zwei Jugendliche versuchten, sie zu überfallen. Beide Kinder schrien sofort laut um Hilfe, stießen nach den Angreifern und verursachten allgemeinen Aufruhr. Darauf rannten die beiden Jugendlichen davon, und die Kinder riefen ihre Eltern an, die ihrerseits sofort telefonisch Kontakt mit der Polizei aufnahmen. Die Kinder waren zwar beide schwer geschockt, aber unverletzt.
- Ein neunjähriges Mädchen war in einem Gemeindezentrum auf der Toilette, als ein Fremder sie zu packen ver-

suchte. Das Kind reagierte sofort, indem es laute Schreie ausstieß und dem Mann hart gegen das Schienbein trat. Darüber war er lange genug so perplex, daß das Mädchen hinausrennen und um Hilfe rufen konnte. Der Mann floh, verfolgt vom Personal, doch konnte er entkommen. Aber das Mädchen war unversehrt und in Sicherheit.

- Eine Jugendliche war auf einer Party, auf der es Alkohol zu trinken und Drogen gab. Sie wurde hart bedrängt, auch mitzumachen; aber das Mädchen erfand die Ausrede, daß es eben mal aufs Klo müsse. Statt dessen rief es seine Eltern an und bat diese, es abzuholen.
- Nach einem Workshop gestand ein siebenjähriger Junge, daß ein Nachbar ihn eine Woche zuvor an seinen Genitalien berührt habe. Dem Kind war von dem Mann eingebleut worden, daß das ein »besonderes Geheimnis« sei, das es niemandem weitersagen dürfe. Man nahm mit den Eltern des Jungen Kontakt auf; die Familie des Kindes bekam Hilfe und Unterstützung, und der Übeltäter wurde verhaftet. So wurde dem Jungen jegliche weitere Belästigung erspart. Auch scheint er sich von dem Trauma gut zu erholen, denn er hat ja die richtige Hilfe bekommen: Vor allem hatte man ihm geglaubt. Auch wurde ihm versichert, daß der Vorfall nicht seine Schuld gewesen sei. Außerdem wurde der Junge dafür, daß er darüber gesprochen hatte, gelobt.
- Tony, ein fünfzehnjähriger Junge, war zusammen mit seinen Freunden auf einer Party, als eine Gruppe älterer Jungen ungebeten in das Haus eindrang. Sie warfen Möbel um, zerbrachen Spiegel und begannen, die anwesenden Mädchen zu belästigen. Die Jugendlichen waren alle erschrocken, zumal keine Erwachsenen in der Nähe waren. Tony konnte sich davonstehlen und die Party durch den Hintereingang des Hauses verlassen. Er lief zur nächsten Telefonzelle und alarmierte die Polizei. Auch er war in Panik, sagte aber später, daß es ihm geholfen habe, seine Ruhe zu bewahren und aktiv zu werden, weil er früher zu

Hause »Was wäre, wenn?«-Fragen mit seinen Eltern geübt hatte.

- Drei Wochen nach einem Workshop vertraute ein achtjähriges Mädchen seiner Lehrerin an, daß sein fünfzehn Jahre alter Bruder immer in das Badezimmer komme, wenn es bade, und versuche, es zu berühren. Das Mädchen wies ihn beim nächsten Mal hinaus und berichtete dann mit Hilfe der Lehrerin den Vorfall seiner Mutter. So konnte der Mißbrauch gestoppt werden, noch ehe er anfing. Der Junge wurde entsprechend aufgeklärt und beraten.
- Der zwölfjährigen Emily wurde in der Schule von einem der älteren Schüler eine Droge aufgedrängt. Sie war viel zu erschrocken, als daß sie sie hätte ablehnen können, zumal sie alleine war und der ältere Schüler sie bedrohte. Also gab Emily vor, mitzumachen und die Droge auszuprobieren; ja sie versprach sogar, es niemandem zu sagen, weil sie Angst hatte, sonst geschlagen zu werden. Sobald sie konnte, berichtete sie den Vorfall jedoch der Krankenschwester der Schule. Emily hatte verstanden, daß ihre persönliche Sicherheit eine Lüge wert war und daß sie sich an das Versprechen, zu schweigen, nicht halten mußte.
- Ein vierzehnjähriges Mädchen erzählte seiner Mutter, daß sein Stiefvater nachts ins Schlafzimmer komme und dort versuche, es zu küssen und zu streicheln. Obwohl die Mutter dies zuerst nicht glauben wollte, half ihr die Sozialarbeiterin der Schule ihrer Tochter zu verstehen, daß ihr Kind tatsächlich die Wahrheit sagte. Die Familie fand bei den sozialen Einrichtungen Hilfe und Unterstützung.
- Die elfjährige Sharon war auf dem Heimweg von der Schule, als ein Mann aus einem Auto ihr etwas Unanständiges zurief. Sie hielt sich in sicherer Entfernung und lief dann in ein Geschäft. Sie hatte sich die Automarke merken und das Auto der Polizei beschreiben können. Damit konnte die Polizei den Mann dann festnehmen.
- Eine Jugendliche hatte Kinder gehütet. Als der Vater der

Kinder sich erbot, den Babysitter heimzubringen, war das Mädchen sehr beunruhigt, denn offensichtlich hatte der Mann zu viel getrunken. Sie entgegnete ihm höflich, daß sie eben schon ihre Eltern angerufen habe und daß diese jeden Moment kommen müßten, um sie abzuholen (was nicht wahr war). Der Mann drängte weiter darauf, sie heimzufahren. Deshalb fragte das Mädchen, ob es seine Eltern nochmals anrufen könne, um ihnen mitzuteilen, daß sie es also nicht abzuholen brauchten. Sie hatte mit ihren Eltern ein Codewort vereinbart, das als Alarmzeichen galt, wenn etwas nicht in Ordnung war. Bei ihrem Telefongespräch verwendete das Mädchen das Codewort, und da es mit seinen Eltern vor kurzem schon über mögliche Schwierigkeiten gesprochen hatte, konnten sich die Eltern schnell ein Bild machen. Sie sagten zu ihrem Kind, daß es auf keinen Fall die Wohnung verlassen solle, und kamen dann sofort, um es selbst abzuholen.

- Einem zehnjährigen Jungen war sein Turnlehrer zu nahe getreten, indem er versucht hatte, ihn unzüchtig zu streicheln. Der Junge sagte »Nein« und informierte seine Eltern. Es stellte sich heraus, daß der Lehrer bereits zwei weitere Jungen belästigt hatte, und die Eltern verständigten die Polizei.
- Ein weiblicher Babysitter bot einem siebenjährigen Jungen Süßigkeiten an, wenn er sich ausziehe und »geheime Spiele« mit ihr spiele. Statt dessen ging der Junge zu Bett und erzählte das Vorkommnis seinen Eltern, als diese wieder nach Hause kamen.
- Ein Mädchen lernte in einer Disco einen älteren Jungen kennen. Er lud sie zu Drinks ein und forderte sie später auf, mit zu ihm nach Hause zu gehen, damit sie dort »seine Eltern kennenlernen« könne. Das Mädchen fühlte sich sehr erwachsen und stimmte zu. Er schien ein sehr netter Junge zu sein, obwohl er, wie das Mädchen später meinte, »ein wenig betrunken war«. Als die beiden in seine Wohnung kamen, waren die Eltern nicht da, worüber das Mädchen

sofort beunruhigt war. Der Junge begann, sie zu küssen und aggressiv zu werden. Obwohl sie sehr erschrak, handelte sie ruhig, indem sie freundlich und beruhigend auf ihn einsprach und ihn bat, ihr einen weiteren Drink zu holen. Als der Junge in die Küche ging, um diesen zu holen, rannte sie zur Wohnungstür hinaus und hämmerte laut gegen die Tür der Wohnung, die ein Stockwerk tiefer lag. Sie hatte Glück, denn die Bewohner öffneten ihr, so daß sie Hilfe herbeitelefonieren konnte.

Es wäre nicht realistisch, zu glauben, daß Kinder sich *immer* schützen können. Aber in den oben geschilderten Fällen waren die Kinder in der Lage, »Nein« zu sagen und Hilfe herbeizuholen. Wir werden nie erfahren, ob diese und andere Kinder, von denen wir gehört haben, sich auch ohne Vorsichtsmaßnahmen hätten schützen können. Denn wie soll man abschätzen, was hätte eintreten können, aber nicht geschah? Vielmehr scheint es nach allem, was wir gehört haben, in der Tat so zu sein, daß Kinder wissen, was sie in gefährlichen Situationen tun müssen, wenn sie die entsprechenden Vorsichtsmaßnahmen kennen; dies macht sie auch selbstsicherer und weniger verletzbar.

Wenn wir unsere Kinder so erziehen, daß sie um die praktischen Mittel und Wege zur Vermeidung gefährlicher Situationen wissen, wenn wir ihnen eingeprägt haben, »Nein« zu sagen oder wegzurennen, Hilfe bei Erwachsenen zu holen und unangenehme Erfahrungen nicht für sich zu behalten, ermöglichen wir ihnen auch, sich auf ihr eigenes Urteil beim Selbstschutz zu verlassen.

Alle Kinder haben ein Recht darauf, zu wissen, wie sie sich schützen können. Die Erwachsenen tragen dafür die Verantwortung, daß ihnen dieses Recht erhalten bleibt.

10. Wo wir Hilfe bekommen

Die Entscheidung, ob Sie Hilfe von außen in Anspruch nehmen wollen oder nicht, muß von Ihnen je nach den Umständen gefällt werden. Eltern oder andere betroffene Erwachsene können entweder die örtlichen Erziehungsberatungsstellen einschalten oder sich an ihren Hausarzt oder die Polizei wenden. Bitte beachten Sie, daß die Behörden, wenn ihnen begründete Anhaltspunkte für ein Aufsichtsverfahren wegen eines Kindes oder eines Jugendlichen gemeldet werden, die gesetzlich vorgeschriebene Pflicht haben, den Fall zu untersuchen, es sei denn, sie erachten es für unnötig.

Auch Ihre Kirche oder andere örtliche religiöse Institutionen können hilfreich sein. Darüber hinaus gibt es verschiedene Organisationen, die Hilfe und Rat anbieten. Wenn Sie wissen wollen, welche Grundsätze eine Hilfsorganisation befolgt, wenn sie einen Fall gemeldet bekommt, sollten Sie sich diesbezüglich dort vorher informieren.

Hinweis des Verlages für die Situation in Deutschland:

Es gibt ca. 340 Ortsverbände des Kinderschutzbundes und in den Großstädten ca. 10 Kinderschutzzentren. Außerdem gibt es in der gesamten Bundesrepublik ca. 380 Erziehungsberatungsstellen, die unterschiedliche Träger haben (Kirche, Stadt, Land, privat). In vielen Städten gibt es an die Telefonseelsorge angeschlossen ein Sorgentelefon für Kinder und Jugendliche.

Wichtige Adressen und Telefonnummern können die Betroffenen entweder aus dem Telefonbuch oder aus der Tageszeitung erfahren.

Wichtiger Hinweis: Die Jugendämter sind verpflichtet, alle ihnen bekannt werdenden Fälle zu melden; an die Meldung knüpfen sich fast immer eine Strafanzeige und ein polizeiliches Verhör. Wenn der Mißbrauch von einem Familienangehörigen ausgeübt wurde, sollten Sie sich also darüber im klaren sein, was Sie erwartet, wenn Sie sich an das Jugendamt oder die Polizei direkt wenden!

Zentrale Anlaufstelle für Auskünfte und die Anforderung von Informationsmaterial ist die
BUNDESKONFERENZ FÜR ERZIEHUNGSBERATUNG E.V.
Gesellschaft für Beratung und Therapie von Kindern, Jugendlichen und Eltern
Amalienstraße 6
D-8510 Fürth

Dort bekommt man Adressenverzeichnisse von Hilfsorganisationen geordnet nach Bundesländern sowie Verzeichnisse von Einrichtungen der Kinder- und Jugendpsychiatrie.

Die Aktion Jugendschutz hat außerdem eine Broschüre zum Thema »Sexueller Mißbrauch« vorgelegt. Sie heißt »Jenny sagt NEIN« und soll sowohl Kinder direkt ansprechen als auch allen, die mit Kindern arbeiten, eine praktische Hilfe an die Hand geben. Diese Broschüre ist zum Einzelpreis von DM 1,50 unter der Bestellnummer 305 bei der Aktion Jugendschutz, Stafflenbergstraße 44, 7000 Stuttgart 1, erhältlich.

Anhang I

»Was wäre, wenn?«-Fragen

Die folgenden »Was wäre, wenn?«-Fragen sind Beispiele, wie Sie mit Kindern und Jugendlichen über die Themen, die ihrer Sicherheit dienen, sprechen und diese mit ihnen zusammen immer wieder üben können. Sie müssen natürlich selbst entscheiden, welche Fragen Sie stellen wollen. Dies hängt auch vom Alter und dem Entwicklungsstand Ihrer Kinder ab. Dabei ist das Diskutieren und Nachdenken darüber, wie die Kinder sich schützen können, wertvoller, als wenn Sie versuchen würden, ihnen die »richtige« Antwort einzuprägen. Auf manche Situationen bezogen gibt es nämlich keine »richtigen« und »falschen« Antworten. Achten Sie auch darauf, daß Sie dieses Frage- und Antwortspiel nicht übertreiben. Eines Tages erklärte mir mein ältester Sohn: »Bitte keine ›Was wäre, wenn?‹-Spiele mehr!« Trotzdem sollten wir diesen Themenkreis so lange weiter mit unseren Kindern durcharbeiten, bis sie das Wissen, wie sie sich schützen können, verinnerlicht haben.

Eine Mutter erzählte mir kürzlich am Telefon, daß ihr elfjähriger Sohn auf dem Heimweg von der Schule war, als sich ihm ein Fremder in den Weg stellte, der ihn in ein Auto zerren wollte. Das Kind schrie und lief davon, rannte zum nächsten Polizeirevier und gab eine Beschreibung des Wagens und des Mannes. Als man ihn danach fragte, sagte der Junge, daß er wußte, was zu tun war, weil er das *»Kidscape«*-Programm gelernt hatte. Seine Mutter war über den glimpflichen Ausgang erfreut, vergaß darüber aber nicht, uns gegenüber hervorzuheben, daß ihr Sohn immer schrecklich gelangweilt getan hatte, wenn sie mit ihm über seine Sicherheit gesprochen hatte. Nachdem er allerdings den oben beschriebenen Vorfall heil überstanden hatte, ließ der Junge uns wissen, daß die »Was wäre wenn?«-Fragen ihn jetzt nicht mehr langweilten, weil sie ihm geholfen hatten.

In vielen Schulklassen ist in Gruppenarbeit erfolgreich geübt worden, Kinder ihre eigenen Antworten auf die »Was wäre wenn?«-Fragen finden zu lassen. Manche Familien machen daraus ein Familienspiel. Verwenden auch Sie dieses Kapitel dazu, Kinder und junge Leute für sich selbst denken zu lassen.

»Was wäre, wenn?«-Fragen, die sie Ihren Kindern stellen können

Was wäre,

- wenn du von jemandem in der Schule tyrannisiert würdest, der dich außerdem zu dem Versprechen zwingt, es ja niemandem zu erzählen?
- wenn du gesehen hättest, wie ein(e) Freund(in) etwas aus einem Laden gestohlen hat?
- wenn dir ein(e) Freund(in) ein Geheimnis unter dem Siegel der Verschwiegenheit anvertraut hätte, bei dem dir nicht geheuer ist und du außerdem hättest versprechen müssen, es niemandem weiterzuerzählen?
- wenn deine Mutter dich bäte, deinem Bruder nichts über sein Geburtstagsgeschenk zu verraten?
- wenn du auf dem Heimweg wärest und verfolgt würdest? Du bist in einer Straße, in der es nur Wohnhäuser und keine Geschäfte gibt. Du kennst von den Menschen, die hier wohnen, niemanden. Was würdest du nun tun?
- wenn du allein mit dem Babysitter wärest und es an der Haustür läutete? Was würdest du tun, wenn dein Babysitter von dir verlangte, die Tür zu öffnen?
- wenn du in der Küche einen Brand entdecktest, wäh-

rend dein Vater eben mal in den Papierwarenladen nebenan gegangen ist?

- wenn du bemerktest, wie eine Person, die du kennst, etwas in einem Laden stiehlt?
- wenn dich jemand packte und in ein Auto hineinzöge? Diese Person zerrt dich auf den Vordersitz und verlangt von dir, dich ja nicht zu rühren.
- wenn du in einem Restaurant auf der Toilette wärest und eine Person zeigte dir ihre Geschlechtsteile? Damit du es nicht weitersagst, schenkt sie dir Bonbons.
- wenn ein Erwachsener dir befähle, über die Straße zu laufen, obwohl starker Verkehr ist?
- wenn dein Hund just in dem Moment auf die Straße liefe, wenn ein Auto sich näherte?
- wenn du von der Schule heimkämest und die Haustür stünde sperrangelweit auf und im Hause herrschte große Unordnung?
- wenn du in einem Kaufhaus oder im Park zufällig von deinen Eltern getrennt würdest?
- wenn du einem Exhibitionisten begegnetest?
- wenn du einen mysteriösen Telefonanruf bekämest, bei dem dir jemand unanständige Dinge sagte?
- wenn du eine Spritze auf der Erde liegen sähest?
- wenn ein Erwachsener oder ein Jugendlicher von dir verlangte, es geheimzuhalten, daß er dich unanständig berührt hat?
- wenn du dich vor der Dunkelheit fürchtetest?
- wenn du euren Babysitter nicht ausstehen könntest, du dich aber nicht traust, es deinen Eltern zu sagen?
- wenn ein Mann und eine Frau in einem schönen Auto neben dir anhielten, um dich nach dem Weg zu fragen?
- wenn deine kleine Schwester oder dein kleiner Bruder von jemandem, den du kennst, tyrannisiert würde?
- wenn du und dein Bruder eine Geburtstagsüberraschung für deine Mutter vorbereiten würdet und ihr

einander versprochen hättet, darüber zu schweigen? Solltest du es trotzdem der Mutter sagen?

- wenn du alleine zu Hause wärest und ein Lieferant stünde mit einem Paket Lebensmittel vor der Haustür? Was wäre, wenn eine Person mit einem großen Blumenstrauß käme oder der Milchmann, der Postbote, dein Vetter, deine Schwester?
- wenn ein Fremder käme, der behauptete, deine Mutter sei krank geworden und deshalb wolle er dich heimbringen?
- wenn deine Mutter von dir verlangte, jemanden zum Abschied zu küssen? Du hast aber keine Lust dazu, entweder weil du Hemmungen hast oder weil dir einfach nicht danach ist.
- wenn du feststellen müßtest, daß im Nachbarhaus ein Feuer ausgebrochen ist?
- wenn du alleine zu Hause wärest und das Telefon läutete? Der Mann am Telefon will mit deinem Vater sprechen.
- wenn eine Person vor der Wohnungstür stünde und behauptete, daß ein Unfall geschehen sei? Die fremde Person will euer Telefon benutzen, du bist aber ganz allein zu Hause?
- wenn jemand, den du kennst, dich immer kitzeln möchte, du dies aber nicht magst?
- wenn du in einem Rollstuhl säßest und alle Menschen wollten dir den Kopf tätscheln, was du aber nicht magst?
- wenn du bei einem Verwandten bleiben müßtest, bei dem du dich nicht wohl fühlst? Du mußt nun versuchen, es deiner Mutter zu sagen.
- wenn dir von einer Bande von Angebern dein Fahrrad gestohlen würde, die dir droht, es ja niemandem zu sagen?
- wenn du eine Abkürzung durch den Park nähmest, obwohl deine Eltern dir dies verboten haben? Ein Mann folgt dir oder packt dich, sagt häßliche Dinge zu dir oder

tut sie an dir und zwingt dich zu versprechen, es niemandem zu sagen. Du weißt, daß deine Eltern böse auf dich sein werden, weil du nicht allein in den Park hättest gehen sollen. Wirst du es ihnen trotzdem erzählen?

- wenn dir deine Freunde ein Pulver zum Probieren gäben, das du schlucken sollst, weil du dich danach wunderbar fühlen wirst?
- wenn ein Polizist an die Tür käme und hereingelassen werden wollte, obwohl du allein bist?

(Polizisten haben einen Ausweis und müssen diesen auf Verlangen vorzeigen. Obwohl sie sich damit ausweisen können, sollten Kinder *niemanden* hereinlassen, wenn sie allein sind.)

»Was wäre, wenn?«-Fragen, die wir Jugendlichen stellen können

Was wäre,

- wenn dir jemand Drogen anböte?
- wenn du in einem Bus führest und die Person neben dir flüsterte dir Obszönitäten zu?
- wenn ein Angeber dich zwänge, ihm jeden Tag dein Taschengeld zu geben?
- wenn du entführt worden wärest und dein Entführer mit dir in seinem Wagen davonführe?
- wenn du in der Disco jemand kennenlerntest, der dir anböte, dich heimzufahren?
- wenn ein Junge oder ein Mädchen, den oder das du kennst, mit dir schlafen möchte? Du weißt aber, daß er oder sie mit jedem schläft...
- wenn dir jemand spätabends auf der Straße folgte? In dieser Straße sind zwar Wohnhäuser, aber niemand scheint mehr wach zu sein...
- wenn du beim Joggen im Park verfolgt würdest?

- wenn du von jemandem, der bewaffnet ist, von hinten gepackt würdest?
- wenn du erfahren hättest, daß ein(e) Freund(in) AIDS hat, und er oder sie wollte mit einem(er) Freund(in) von dir schlafen, der oder die das nicht weiß?
- wenn du einen obszönen Anruf bekämest und alleine zu Hause wärest? Der Anrufer behauptet, er könne dich sehen, und bedroht dich.
- wenn es beim Babysitting an der Haustür läutete, du aber alleine wärest? Du schaust durch den Spion und siehst einen Boten, der Blumen abgeben will...
- wenn du auf eine Party eingeladen würdest, während die Eltern deiner Freunde verreist sind? Du vermutest, die Eltern wären wütend, wenn sie von der Party wüßten...
- wenn ein Freund oder eine Freundin dir mitteilte, daß er (oder sie) sexuell mißbraucht worden ist, dich aber bäte, es niemandem weiterzusagen?
- wenn du gerade alleine in einem Geschäft arbeitetest und ein Räuber hereinkäme und von dir verlangte, das ganze Geld aus der Kasse herauszurücken?
- wenn du gerade eine Besorgung machtest und ein Wagen begänne, langsam hinter dir herzufahren?
- wenn du beim Babysitting wärest und die Person, die dich heimbringen sollte, wäre betrunken? Es ist schon sehr spät, und deine Eltern zu Hause schlafen schon...
- wenn du einen Fremden dabei beobachtetest, wie er etwas in einem Geschäft stiehlt?
- wenn du mit ansehen müßtest, wie dein bester Freund oder deine beste Freundin etwas in einem Laden stiehlt?
- wenn du in einer öffentlichen Toilette wärest und der Mann neben dir dich belästigte?
- wenn du beim Babysitting wärest und in der Küche ein kleines Feuer ausbräche? Die Kinder in den oberen Schlafzimmern schlafen...
- wenn du dich auf einer Party betrunken hättest, deine

Eltern aber keine Ahnung davon hätten, daß du auf einer Party bist? Du solltest jetzt heimgehen. Was tust du?

- wenn man dir anbieten würde, bei Freunden eine pornographische Video-Aufzeichnung anzusehen?
- wenn du in einer Passage mit Videos und Spielautomaten wärest und ein Mann käme zu dir und böte dir an, für dein Spiel zu bezahlen, weil er »junge Menschen mag und selber Enkel in deinem Alter hat«?
- wenn dir ein Freund oder eine Freundin Kokain anböte und dich drängte, es wenigstens einmal zu versuchen? Er oder sie würde zu dir sagen, du seist ein Feigling, wenn du es nicht versuchtest; es sei ja ohnehin nur ein Experiment...
- wenn du gerade aus dem Bus ausgestiegen wärest, um den Rest des Weges zu Fuß nach Hause zu gehen, und ein Mann und eine Frau in einem Auto führen zu dir her, um dich nach dem Weg zu fragen?
- wenn ein Freund oder Verwandter von dir versuchte, dich auf eine Weise zu berühren, bei der dir nicht geheuer ist und die du nicht magst?
- wenn du herausfändest, daß dein kleiner Bruder an Klebstoffen schnüffelt, er dich aber bäte, es niemandem zu sagen?
- wenn du in einem Aufzug ständest und die Tür eben dabei wäre, sich zu schließen, als sich noch eine Person hereindrängt, vor der dir nicht geheuer ist?
- wenn ein Verwandter oder Freund von dir Probleme mit Alkohol hätte?
- wenn du ständig an Selbstmord denken müßtest?
- wenn du das Gefühl hättest, niemanden zu haben, mit dem du sprechen kannst und der dich versteht?
- wenn dir ein Freund oder eine Freundin anvertraute, daß er oder sie drogenabhängig ist? Du bist die einzige Person, die davon weiß, und du hast versprochen, es geheimzuhalten...
- wenn deine kleine Schwester dir sagte, daß sie in der

Schule von jemandem tyrannisiert wird und deshalb nicht mehr in die Schule gehen möchte?

- wenn Freunde dir sagten, sie wollten ausgehen, um sich mal so richtig zu betrinken? Du sollest mitkommen, denn sie brächten dich auch wieder nach Hause. Aber du sollest niemandem etwas von dem Plan verraten...
- wenn du nach Hause kämst und die Tür zu deiner Wohnung offenstünde? Gleichzeitig hörst du, wie jemand in der Wohnung randaliert.
- wenn ein Exhibitionist dich behelligte?
- wenn du an einem Ort, wohin zu gehen deine Eltern dir verboten haben, vergewaltigt und ausgeraubt würdest? Du mußt annehmen, deine Eltern werden wütend auf dich sein und dich nie wieder alleine ausgehen lassen...

Anhang II

Fragebogen für jüngere Jugendliche

Dieser Fragebogen ist als Mittel zur Kommunikation mit jungen Menschen gedacht; Sie können mit seiner Hilfe wichtige Punkte zum Thema Sicherheit ansprechen. Benutzen Sie ihn jedoch nicht als Test, der benotet wird, sondern lediglich als Hilfsmittel, um ein heikles Thema anzusprechen, ohne die Jugendlichen unnötig zu erschrekken. Es kann sein, daß Sie mit den von uns gegebenen Antworten nicht immer einverstanden sind; einige können je nach den Umständen richtig oder falsch sein. Die von uns vorgeschlagenen Antworten dienen nur als Richtschnur.

In diesem Fragebogen wird nie von »sexuellem Mißbrauch« oder von »Vergewaltigung« gesprochen; er verwendet vielmehr das Wort »Angriff«. Sie können ihn im Gespräch mit jüngeren oder noch relativ unreifen Jugendlichen einsetzen. Der Fragebogen in Anhang III ist für reifere Jugendliche gedacht.

Fragen

1. Du hast ein Recht auf Sicherheit. R F
2. Wenn du einmal versprochen hast, etwas nicht weiterzusagen, solltest du dieses Geheimnis auch bewahren. R F
3. Eine Bestechung soll einen dazu bringen, etwas, das man eigentlich nicht tun möchte, zu tun. R F
4. Die Menschen sind entweder gut oder schlecht. R F
5. Nur schlechte Menschen, die auch merkwürdig aussehen, wollen Kindern schaden. R F
6. Erwachsene glauben Kindern nicht immer. R F

7. Kinder sollten Erwachsenen immer gehorchen. R F
8. Manchmal hast du das Recht, mit einer Vorschrift zu brechen. R F
9. Es ist richtig, einen Telefonanruf zu beantworten, indem man seinen Namen und seine Telefonnummer wiederholt. R F
10. Du sollst nie lügen. R F
11. Du sollst nie zurückschlagen, wenn du von jemandem angegriffen wirst. R F
12. Du hast ein Recht darauf, jedem – auch einer Person, die du kennst und magst – zu sagen, sie solle dich nicht auf eine Art berühren, bei der dir unwohl ist. R F
13. Eifersucht ist ein Zeichen wahrer Liebe. R F
14. Du sollst niemals die Gefühle eines anderen verletzen. R F
15. Wenn man vor anderen dumm dasteht, ist das wirklich peinlich und beschämend. R F
16. Normalerweise werden Jungen dazu erzogen, daß sie lieb und nett mit Mädchen umgehen. R F
17. Wird ein Kind angegriffen, so handelt es sich bei dem Angreifer normalerweise um einen Fremden. R F
18. Mädchen werden viel öfter als Jungen angegriffen. R F
19. Bei der Mehrheit der Angreifer handelt es sich um Männer. R F
20. Wird ein Kind angegriffen, ist das beste Mittel der Verteidigung, daß es spuckt und sich erbricht. R F
21. Ein »richtiger Mann« zeigt einem Mädchen, daß *er* der Boß ist. R F
22. Allgemein gilt, daß ein Mädchen um so eher angegriffen wird, je hübscher es ist. R F
23. Manchmal ist es die Schuld des Opfers, wenn es angegriffen wird. R F
24. Zu Hause sind die Menschen vor einem Angriff sicherer. R F
25. Wirst du – oder jemand, den du kennst – angegrif-

fen, solltest du es sofort danach einem Erwachsenen erzählen, dem du vertraust. R F

Antworten

1. Du hast ein Recht auf Sicherheit. *Richtig*
2. Wenn du einmal versprochen hast, etwas nicht weiterzusagen, solltest du dieses Geheimnis auch bewahren. *Falsch*
   Es gibt Geheimnisse, die man nicht geheimhalten sollte. Wenn jemand dich auffordert, ein Geheimnis zu hüten, und es dich verwirrt, dir nicht geheuer ist oder dich erschreckt, dann solltest du mit einem Erwachsenen darüber sprechen.
3. Eine Bestechung soll einen dazu bringen, etwas, das man eigentlich nicht tun möchte, zu tun. *Richtig*
4. Die Menschen sind entweder gut oder schlecht. *Falsch*
5. Nur schlechte Menschen, die auch merkwürdig aussehen, wollen Kindern schaden. *Falsch*
6. Erwachsene glauben Kindern nicht immer. *Richtig*
   Wenn die erste Person, der du dein Problem schilderst, dir nicht glaubt, dann solltest du so vielen Leuten von deinem Problem erzählen, bis dir jemand glaubt.
7. Kinder sollten den Erwachsenen immer gehorchen. *Falsch*
   Um dich zu schützen, kann es notwendig werden, daß du einem Erwachsenen nicht gehorchst.
8. Manchmal hast du das Recht, mit einer Vorschrift zu brechen. *Richtig*
   Wenn es um deinen Schutz geht, hast du das

Recht, mit Regeln zu brechen, egal mit welchen.

9. Es ist richtig, einen Telefonanruf zu beantworten, indem man seinen Namen und seine Telefonnummer wiederholt. *Falsch*

10. Du sollst nie lügen. *Falsch*
Um dich zu schützen, könnte es notwendig werden, daß du lügen mußt. Zum Beispiel könntest du sagen müssen, daß deine Mutter auf der anderen Straßenseite auf dich wartet, wenn dich jemand belästigt.

11. Du sollst nie zurückschlagen, wenn du von jemandem angegriffen wirst. *Falsch*
Wenn du in Gefahr bist, solltest du alles tun, was dir helfen kann; du mußt dann stoßen, beißen, schreien und so weiter.

12. Du hast ein Recht darauf, jedem – auch einer Person, die du kennst und magst – zu sagen, sie solle dich nicht auf eine Art berühren, bei der dir unwohl ist. *Richtig*
Nur du allein hast ein Recht darauf zu bestimmen, wer dich wie berührt.

13. Eifersucht ist ein Zeichen wahrer Liebe. *Falsch*
Liebe beruht auf gegenseitigem Vertrauen. Eifersucht beruht auf Mangel an Vertrauen.

14. Du sollst niemals die Gefühle eines anderen verletzen. *Falsch*
Um dich selbst zu schützen, könnte es sein, daß du zu einer Person, die du kennst und magst, »Nein« sagen mußt, was dann ihre Gefühle verletzen könnte.

15. Wenn man vor anderen dumm dasteht, ist das wirklich peinlich und beschämend. *Richtig*
Aber scheue dich nicht, dich zu blamieren, wenn du innerlich spürst, daß etwas nicht stimmt. Wenn du meinst, daß du zum Bei-

spiel eine Party verlassen solltest, weil dir das, was dort vor sich geht, nicht gefällt, solltest du lieber gehen, auch wenn es dir peinlich ist. Es könnte deiner Sicherheit dienen.

16. Normalerweise werden Jungen dazu erzogen, daß sie lieb und nett mit den Mädchen umgehen. *Falsch*
Mädchen sollten den Jungen klarmachen, daß sie auch Jungen mögen, denen es nicht peinlich ist, lieb zu ihnen zu sein. Oft meinen die Jungen nämlich, daß Mädchen sich nur für »starke Typen« interessieren.

17. Wird ein Kind angegriffen, dann handelt es sich bei dem Aggressor normalerweise um eine fremde Person. *Falsch*
Mehr als 75 Prozent der Menschen, die Kinder angreifen, sind den Kindern bekannt und vertraut.

18. Mädchen werden viel öfter als Jungen angegriffen. *Falsch*
Jungen sind fast ebenso gefährdet wie Mädchen, nur berichten Jungen seltener darüber, wenn ihnen etwas passsiert ist.

19. Bei der großen Mehrheit der Angreifer handelt es sich um Männer. *Richtig*
Bei mehr als 90 Prozent der bekannt gewordenen Angriffe auf Kinder waren Männer die Täter. Aber die meisten Männer würden so etwas nie tun.

20. Wird ein Kind angegriffen, ist das beste Mittel der Verteidigung, daß es spuckt und sich erbricht. *Falsch*
Auch wenn diese Methode zuweilen funktioniert, weiß man doch aus dem Gespräch mit Angreifern, daß diese Taktik sie zwar

verärgert, nicht aber anekelt. Die meisten Experten sind vielmehr der Ansicht, daß eine sofortige beherzte Selbstverteidigung mit lautem Schreien, Stoßen, Schlagen und so weiter das Beste ist, weil das Überraschungsmoment es dem Opfer erleichtert, davonzurennen. Es gab auch schon Opfer, die sich aus einer gefährlichen Situation mit Erfolg haben herausreden können. Jeder Betroffene muß in der jeweiligen Situation selbst entscheiden, was für ihn das Beste ist.

21. Ein »richtiger Mann« zeigt einem Mädchen, daß *er* der Boß ist. *Falsch*

Warum sollte einer der beiden Partner der Boß sein?

22. Allgemein gilt, daß ein Mädchen um so eher angegriffen wird, je hübscher es ist. *Falsch*

Untersuchungen haben bewiesen, daß ein attraktives Aussehen nichts mit einem Angriff auf das betreffende Mädchen zu tun gehabt hat.

23. Manchmal ist es die Schuld des Opfers, wenn es angegriffen wird. *Falsch*

Es ist immer die Schuld des Täters. Niemand fordert einen Angriff bewußt heraus.

24. Zu Hause sind die Menschen vor einem Angriff sicherer. *Falsch*

Aus einer in London durchgeführten Untersuchung geht eindeutig hervor, daß 51 Prozent der Angriffe in der Wohnung des Opfers oder des Täters stattfanden.

25. Wirst du – oder jemand, den du kennst – angegriffen, solltest du es sofort danach einem Erwachsenen erzählen, dem du vertraust. *Richtig*

Überlege dir, wer dir glauben wird und dir

bei einer Entscheidung, was zu tun ist, helfen könnte. Ein Angriff auf dich ist eine viel zu schwere Last, als daß du sie allein und im geheimen tragen solltest. Das erlebte Trauma ist leichter zu verarbeiten, wenn du Hilfe bekommst.

Anhang III

Fragebogen für ältere Jugendliche

Eine Möglichkeit, das Gespräch mit jungen Menschen über ihren Schutz vor sexuellem Mißbrauch oder einer Vergewaltigung zu beginnen, wäre, ihnen diesen Fragebogen auszuhändigen. Dieser Fragebogen ist nicht als Quiz gedacht, das benotet wird, sondern als Grundlage für die Kommunikation mit den jungen Menschen. Da wir auch Antworten auf die jeweiligen Fragen geben, könnte es sein, daß Sie mit der einen oder anderen unserer Antworten nicht einverstanden sind. Das von uns erhoffte Ergebnis sollte sein, daß Jugendliche darüber nachdenken, was sie tun würden, wenn sie in eine gefährliche Situation kämen. Es handelt sich hier also keineswegs um eine Prüfung, bei der es gilt, die »richtige« Antwort zu wissen.

In diesem Fragebogen werden nun die Termini »sexueller Mißbrauch« und »Vergewaltigung« verwendet. Er sollte deshalb nur von reiferen Jugendlichen genutzt werden.

Fragen

1. Du hast das Recht, jedem, auch einer Person, die du kennst und der du vertraust, zu sagen, daß sie dich nicht auf eine Weise berühren darf, bei der dir nicht geheuer ist. R F
2. Sagt ein Mädchen zu einem Jungen »Nein«, meint sie oft das Gegenteil, also »Ja«. R F
3. Ein Junge darf mehr als nur einen Kuß erwarten, wenn er für ein Mädchen bei einem Rendezvous Geld ausgegeben hat. R F
4. Eifersucht ist ein Zeichen für wahre Liebe. R F

5. Geburtenkontrolle ist Aufgabe der Frau. R F
6. Die Jungen werden nicht dazu erzogen, empfindsam und zart mit Mädchen umzugehen. R F
7. Sexuelle Frustration kann körperlich schädlich sein. R F
8. Menschen, die Sexualphantasien haben, in denen sie verführt oder vergewaltigt werden, haben emotionale Probleme. R F
9. Die meisten Vergewaltigungen bei einem Rendezvous passieren deshalb, weil das Mädchen den Jungen so lange reizt und neckt, bis er die Kontrolle über sich verliert. R F
10. Alkohol und/oder Drogen können sexuelle Hemmungen abbauen. R F
11. Wird ein Kind mißbraucht, handelt es sich bei dem Straffälligen meistens um eine fremde Person. R F
12. Mädchen werden sexuell häufiger belästigt als Jungen. R F
13. Bei der Mehrzahl sexuell Straffälliger handelt es sich um Männer. R F
14. Die beste Art, einer Vergewaltigung zu entgehen, ist sich zu erbrechen. R F
15. Der »wahre Mann« zeigt dem Mädchen, daß *er* der Boß ist. R F
16. Allgemein gilt, daß ein Mädchen um so eher sexuell mißbraucht wird, je hübscher es ist. R F
17. Wird ein Mädchen vergewaltigt, dann hat es dies meist irgendwie auch provoziert. R F
18. Es ist ungesetzlich, daß ein Junge mit einem Mädchen unter sechzehn Jahren Geschlechtsverkehr hat, selbst wenn sie zustimmt. R F
19. Sexuelle Befriedigung ist das Hauptmotiv für eine Vergewaltigung. R F
20. Jungen und Männer, die sexuell mißbraucht werden, erleiden dasselbe emotionale Trauma wie die weiblichen Sexualopfer. R F

21. Vor sexueller Belästigung sind die Menschen sicherer, wenn sie zu Hause sind. R F
22. Weniger als die Hälfte aller Fälle von Vergewaltigung werden der Polizei gemeldet. R F
23. Nur selten benutzt ein Aggressor, der es auf eine Vergewaltigung abgesehen hat, dazu eine Waffe. R F
24. Menschen, die andere sexuell mißbrauchen oder vergewaltigen, sind seelisch gestört. R F
25. Bei Vergewaltigern handelt es sich gewöhnlich um Einzelgänger, die ihre Opfer allein überfallen. R F
26. Jugendliche und Erwachsene, die das Opfer einer Vergewaltigung werden, wissen nur selten um die Identität des Angreifers. R F
27. Bei einer Vergewaltigung handelt es sich im Normalfall um eine spontane, nicht vorausgeplante Tat. R F
28. Es gibt viele Falschmeldungen über angebliche Vergewaltigungen, und zwar durch Frauen, die sich an ihren Freunden rächen wollen. R F
29. Wenn es dem weiblichen Opfer einer Vergewaltigung unangenehm ist, mit einem männlichen Polizisten zu sprechen, hat diese Frau ein Recht darauf, daß eine Polizistin zur Vernehmung hinzugezogen wird. R F
30. Da das Opfer einer Vergewaltigung meistens nicht durch ein Verhütungsmittel geschützt ist, wird die entsprechende Frau möglicherweise schwanger. R F
31. Das Opfer einer Vergewaltigung kann verlangen, daß während der ärztlichen Untersuchung oder während der polizeilichen Befragung eine befreundete Person dabei ist. R F
32. Wenn ein Fall von Vergewaltigung untersucht wird, kann das Opfer sich weigern, Fragen, die nichts mit der Vergewaltigung zu tun haben, zu beantworten. R F
33. Ist eine Frau vergewaltigt worden, wird ihr Name

bei der Berichterstattung des Falles durch die Medien bekanntgegeben. R F

34. Prinzipiell können einem Opfer von Vergewaltigung vor Gericht auch Fragen zu seinem Sexualleben gestellt werden. R F

35. Wenn du oder jemand, den du kennst, vergewaltigt worden ist, solltest du dies sofort einem Erwachsenen, dem du vertraust, erzählen. R F

Antworten

1. Du hast das Recht, jedem, auch einer Person, die du kennst und der du vertraust, zu sagen, daß sie dich nicht auf eine Weise berühren darf, bei der dir nicht geheuer ist. *Richtig*
Da ein hoher Prozentsatz der Vergewaltigungen Jugendlicher von Erwachsenen ausgeht, die der Jugendliche kennt, ist es wichtig, »Nein« nicht nur zu Fremden, sondern auch zu Freunden, Familienmitgliedern oder Bekannten zu sagen.

2. Sagt ein Mädchen zu einem Jungen »Nein«, meint sie oft das Gegenteil, also »Ja«. *Falsch*
Diese Meinung ist ein Überbleibsel aus alten Filmen und Büchern. Jungen und Mädchen sollten vielmehr gemeinsam über Botschaften, die mißverstanden werden könnten, sprechen, damit beide Seiten die Erwartungen oder die irrtümlichen Annahmen des anderen kennenlernen und verstehen.

3. Ein Junge darf mehr als nur einen Kuß erwarten, wenn er für ein Mädchen bei einem Rendezvous Geld ausgegeben hat. *Falsch*
Wenn das seine Einstellung ist, solltest du ihn zum Teufel schicken.

4. Eifersucht ist ein Zeichen für wahre Liebe. *Falsch*
Liebe beruht auf gegenseitigem Vertrauen. Eifersucht beruht auf einem Mangel an Vertrauen.
5. Geburtenkontrolle ist Aufgabe der Frau. *Falsch*
Beide Partner sollten sich diese Verantwortung teilen.
6. Die Jungen werden nicht dazu erzogen, empfindsam und zart mit Mädchen umzugehen. *Richtig*
Die meisten Jungen werden in dem Glauben erzogen, hart und rauh wie ein »echter Mann« sein zu müssen. Darüber sollte gesprochen werden, damit Mädchen wie Jungen darüber entscheiden können, was sie in einer Beziehung schätzen und für wichtig halten.
7. Sexuelle Frustration kann körperlich schädlich sein. *Falsch*
Jungen haben dies jahrelang als Ausrede benutzt.
8. Menschen, die Sexualphantasien haben, in denen sie verführt oder vergewaltigt werden, haben emotionale Probleme. *Falsch*
Es gibt Menschen, die Verführungsphantasien haben. In ihren Träumen behalten sie jedoch die Kontrolle über das Geschehen: Sie wählen sich den Verführer, den Ort und die Umstände selber aus. Die Realität einer Vergewaltigung ist jedoch wesentlich anders, denn sie ist grausam und sadistisch.
9. Die meisten Vergewaltigungen bei einem Rendezvous passieren deshalb, weil das Mädchen den Jungen so lange reizt und neckt, bis er die Kontrolle über sich verliert. *Falsch*
Mit einer solchen Einstellung wird dem Opfer die Schuld zugeschoben. Eine Vergewal-

tigung geschieht aber deshalb, weil der Täter Probleme mit seiner Wut, seinen Aggressionen, seiner Feindseligkeit und seiner eigenen Sexualität hat.

10. Alkohol und/oder Drogen können sexuelle Hemmungen abbauen. *Richtig*

 Untersuchungen haben bewiesen, daß dies für beide Geschlechter zutreffend ist.

11. Wird ein Kind mißbraucht, handelt es sich bei dem Straffälligen meistens um eine fremde Person. *Falsch*

 In wenigstens 75 Prozent der angezeigten Fälle von sexuellem Mißbrauch an Kindern kannte das Kind den Strafffälligen.

12. Mädchen werden sexuell häufiger belästigt als Jungen. *Falsch*

 Es gibt unterschiedliche Statistiken, aber die Jungen sind beinahe ebensosehr gefährdet wie die Mädchen. Der sexuelle Mißbrauch von Knaben wird nur seltener angezeigt, und zwar zum Teil aus Angst, der Junge könnte nach dem Mißbrauch als Homosexueller gebrandmarkt werden.

13. Bei der Mehrzahl sexuell Straffälliger handelt es sich um Männer. *Richtig*

 In 90 Prozent der Fälle von sexuellem Mißbrauch waren Männer die Täter.

14. Die beste Art, einer Vergewaltigung zu entgehen, ist sich zu erbrechen. *Falsch*

 Dies mag in Einzelfällen funktionieren; aus Gesprächen mit überführten Straffälligen ging jedoch hervor, daß diese Taktik sie lediglich wütend machte und sie nicht, wie bezweckt, anekelte. Die meisten Experten sind vielmehr der Ansicht, daß eine sofortige, beherzte körperliche Selbstverteidi-

gung, wie lautes Schreien, Stoßen, Schlagen und so weiter, das Beste ist, weil das Überraschungsmoment dem Opfer helfen könnte, wegzulaufen. Es gab auch schon Menschen, die sich erfolgreich aus einer solchen Situation haben herausreden können. Jeder Betroffene muß je nach den Umständen das Bestmögliche für sich entscheiden.

15. Der »wahre Mann« zeigt dem Mädchen, daß *er* der Boß ist. *Falsch*

Warum sollte ein Partner den Boß spielen dürfen? Dies setzte voraus, daß das Mädchen unfähig ist, über sein Leben selbst zu bestimmen. Damit stufte man es in dieselbe Kategorie wie ein Schoßtier ein.

16. Allgemein gilt, daß ein Mädchen um so eher sexuell mißbraucht wird, je hübscher es ist. *Falsch*

Untersuchungen von Opfern von sexuellem Mißbrauch haben erwiesen, daß ein attraktives Aussehen nichts mit einer Prädestination für Vergewaltigung zu tun hat.

17. Wird ein Mädchen vergewaltigt, dann hat es dies meist irgendwie auch provoziert. *Falsch*

In den USA hat die National Commission on the Causes and Prevention of Violence (Nationale Kommission zur Untersuchung der Ursachen und zur Prävention von Gewalt) eine Studie über Gewaltverbrechen durchgeführt und dabei insbesondere untersucht, welche Rolle die Opfer in Fällen von Mord, Vergewaltigung, Raub und Entführung spielten. Die Kommission wollte herausfinden, ob die Opfer dieser Gewalttaten diese auf irgendeine Weise provo-

ziert hatten. Dabei entdeckte man, daß die Opfer von Vergewaltigungen ein weniger provokatives Verhalten oder unbewußt provozierendes Benehmen an den Tag gelegt hatten als die Opfer von Mord, Körperverletzung oder Raub. Auch beweisen die Akten über Opfer von Vergewaltigungen, in der Menschen jeden Alters – vom drei Monate alten Baby bis zu siebenundneunzigjährigen Frauen – erfaßt sind, wie lächerlich dieser Mythos in Wirklichkeit ist.

18. Es ist ungesetzlich, daß ein Junge mit einem Mädchen unter sechzehn Jahren Geschlechtsverkehr hat, selbst wenn sie zustimmt. *Richtig*

    Das gesetzlich zulässige Alter für Geschlechtsverkehr ist sechzehn Jahre.

19. Sexuelle Befriedigung ist das Hauptmotiv für eine Vergewaltigung. *Falsch*

    Bei einer Vergewaltigung geht es um Gewalttätigkeit, nicht um Sex. Wenn du jemandem mit einem Nudelholz auf den Kopf haust, hat dies nichts mehr mit Kochen zu tun.

20. Jungen und Männer, die sexuell mißbraucht werden, erleiden dasselbe emotionale Trauma wie die weiblichen Sexualopfer. *Richtig*

    Die Vergewaltigung von Männern oder Jungen wird weit seltener gemeldet als die von Frauen und Mädchen; außerdem gibt es für die Opfer männlichen Geschlechtes nur bedingt Hilfe.

21. Vor sexueller Belästigung sind die Menschen sicherer, wenn sie zu Hause sind. *Falsch*

    Aus einer kürzlich in London durchgeführten Untersuchung geht hervor, daß 51 Pro-

zent der gemeldeten Vergewaltigungen entweder in der Wohnung des Opfers oder des Täters stattfanden.

22. Weniger als die Hälfte aller Fälle von Vergewaltigungen werden der Polizei gemeldet. *Richtig*
Nur einer von zwölf Fällen wird gemeldet.

23. Nur selten benutzt ein Aggressor, der es auf eine Vergewaltigung abgesehen hat, dazu eine Waffe. *Richtig*
Nur bei einer geringfügigen Zahl von Fällen von sexuellem Mißbrauch kommen auch Waffen ins Spiel. Die meisten Aggressoren setzen ihre Kraft und Körpergröße sowie das Moment der Angst ein, um ihre Opfer zu überwältigen.

24. Menschen, die andere sexuell mißbrauchen oder vergewaltigen, sind seelisch gestört. *Falsch*
Aus einschlägigen psychologischen Tests hat sich ergeben, daß diese Menschen »normal« sind.

25. Bei Vergewaltigern handelt es sich gewöhnlich um Einzelgänger, die ihre Opfer allein überfallen. *Richtig*
Nur bei einem aus hundert Fällen der Londoner Studie war mehr als ein Straffälliger bei einer Vergewaltigung dabei.

26. Jugendliche und Erwachsene, die das Opfer einer Vergewaltigung werden, wissen nur selten um die Identität des Angreifers. *Falsch*
In mehr als 60 Prozent der von der Londoner Studie erfaßten Fälle von sexuellem Mißbrauch wußten die Opfer, wer der Straffällige war.

27. Bei einer Vergewaltigung handelt es sich im Normalfall um eine spontane, nicht vorausgeplante Tat. *Falsch*

Die meisten sexuellen Gewalttaten sind vorausgeplant.

28. Es gibt viele Falschmeldungen über eine angebliche Vergewaltigung, und zwar durch Frauen, die sich an ihren Freunden rächen wollen. *Falsch*

Eine in New York durchgeführte Untersuchung zeigte, daß sich von allen in einem Jahr erfaßten Fällen von Vergewaltigung nur 2 Prozent als Falschmeldungen erwiesen.

29. Wenn es dem weiblichen Opfer einer Vergewaltigung unangenehm ist, mit einem männlichen Polizisten zu sprechen, hat diese Frau ein Recht darauf, daß eine Polizistin zur Vernehmung hinzugezogen wird. *Richtig*

Das Opfer einer Vergewaltigung kann das verlangen, aber die Polizei ist nicht gezwungen, eine Polizistin zur Verfügung zu stellen. Die Polizei tut jedoch ihr Bestes, einem solchen Verlangen, wenn irgend möglich, zu entsprechen.

30. Da das Opfer einer Vergewaltigung meistens nicht durch ein Verhütungsmittel geschützt ist, wird die entsprechende Frau möglicherweise schwanger. *Falsch*

Nur ein ganz geringer Prozentsatz von Opfern von Vergewaltigungen wird schwanger.

31. Das Opfer einer Vergewaltigung kann verlangen, daß während der ärztlichen Untersuchung oder während der polizeilichen Befragung eine befreundete Person dabei ist. *Richtig*

Dabei kann es sich um ein Familienmitglied oder eine(n) gute(n) Freund(in) handeln.

32. Wenn ein Fall von Vergewaltigung unter-

sucht wird, kann das Opfer sich weigern, Fragen, die nichts mit der Vergewaltigung zu tun haben, zu beantworten. *Richtig*

Fragen über das Privatleben eines Opfers, die für die Vergewaltigung irrelevant sind, müssen nicht beantwortet werden.

33. Ist eine Frau vergewaltigt worden, wird ihr Name bei der Berichterstattung des Falles durch die Medien bekanntgegeben. *Falsch*

Opfer von Vergewaltigungen haben Anspruch auf Anonymität, und zwar vor, während und nach der Gerichtsverhandlung.

34. Prinzipiell können einem Opfer von Vergewaltigung vor Gericht auch Fragen zu seinem Sexualleben gestellt werden. *Falsch*

Vor Gericht dürfen einem Opfer einer Vergewaltigung keine Fragen über sein vorheriges Sexualleben gestellt werden, es sei denn, der Richter entscheidet, daß diese Fragen für die Verteidigung wichtig sind.

35. Wenn du oder jemand, den du kennst, vergewaltigt worden ist, solltest du dies sofort einem Erwachsenen, dem du vertraust, erzählen. *Richtig*

Denke dabei an die Menschen, die dir glauben würden und die dir bei einer Entscheidung, was zu tun ist, helfen würden. Eine Vergewaltigung ist eine viel zu schwere Last, als daß man sie allein tragen sollte; auch wird eine hilfreiche Unterstützung das Trauma des Erlebten zu mindern helfen. Wenn du dich gänzlich alleingelassen fühlst, solltest du bei der örtlichen Telefonseelsorge anrufen (die Telefonnummer findest du im Telefonbuch). Viele Städte haben auch ein besonderes Sorgentelefon für Kin-

der und Jugendliche. Wenn es sich bei dem Täter um einen Erwachsenen handelt, den das Kind kennt oder der ein Familienmitglied ist, sollte man sich mit dem Kinderschutzbund, der in jeder größeren Stadt vertreten ist, in Verbindung setzen.

Anhang IV

Symptome, die auf einen möglichen Mißbrauch hinweisen

Wir weisen darauf hin, daß diese Symptome Hinweise auf Mißbrauch sein können, diese aber nicht unbedingt sein müssen. Viele von ihnen könnten auch andere Ursachen haben.

Bei einigen der für einen Mißbrauch charakteristischen Hinweise handelt es sich um dieselben Merkmale, so daß sie in den nachstehend aufgeführten Listen doppelt vorkommen. Obwohl also diese Anzeichen nicht unbedingt auf einen Kindesmißbrauch hinweisen müssen, werden sie den Erwachsenen doch helfen zu erkennen, daß etwas nicht stimmt. Die Möglichkeit eines Mißbrauches sollte auf alle Fälle dann überprüft werden, wenn ein Kind eines dieser Symptome oder sogar mehrere entwickelt hat oder wenn eines der Symptome besonders ausgeprägt auftritt.

1. Symptome für einen körperlichen Mißbrauch

- **nicht erklärbare Verletzungen oder Brandwunden, besonders dann, wenn sie immer wieder vorkommen**
- **unwahrscheinliche Entschuldigungen, mit denen das Kind die Verletzungen zu erklären versucht**
- **Weigerung, über Verletzungen zu sprechen**
- **nicht behandelte Verletzungen**
- **übertrieben bereitwilliges Ertragen von Bestrafungen**
- **Furcht, man könnte mit den Eltern Kontakt aufnehmen**
- **kahle Stellen**
- **Zurückweichen vor Körperkontakten**

- trotz Hitze bedeckte Arme und Beine
- Angst vor dem Nachhausegehen
- Angst vor ärztlicher Hilfe
- selbstzerstörerische Tendenzen
- Aggressionen gegen andere
- Ausreißen

2. *Symptome, die auf einen seelischen Mißbrauch hinweisen*

- körperliche, geistige und emotionale Mangelzustände
- übertrieben bereitwilliges Ertragen von Bestrafungen
- überempfindliche Reaktion auf eigene Fehler
- ständiges Verächtlichmachen der eigenen Person
- plötzlich auftretende Sprachstörungen
- Angst vor neuen, veränderten Situationen
- unangemessene Gefühlsreaktionen auf schmerzhafte Situationen
- neurotische Verhaltensweisen (wie Schaukeln, Daumenlutschen oder Haarausreißen)
- Selbstverletzung
- Furcht, man könnte mit den Eltern Kontakt aufnehmen
- extreme Gleichgültigkeit oder Aggressivität
- Mißbrauch von Drogen oder Lösungsmitteln
- Ausreißen
- zwanghaftes Stehlen oder Stöbern in Abfällen

3. *Vernachlässigung*

- ständiger Hunger
- schlechte Körperhygiene
- ständige Müdigkeit
- vernachlässigte Kleidung
- Abmagern
- häufiges Zuspätkommen oder Fehlen in der Schule
- unbehandelte medizinische Probleme

- **destruktive Tendenzen**
- **fehlende Selbstachtung**
- **neurotische Verhaltensweisen (siehe hierzu Punkt 2)**
- **keine geselligen Beziehungen**
- **Ausreißen**
- **zwanghaftes Stehlen oder Stöbern in Abfällen**

Die verschiedenen Arten von Mißbrauch können auch miteinander verknüpft sein: Ein sexuell mißbrauchtes Kind kann auch seelisch mißbraucht oder vernachlässigt worden sein, oder aber es kann gleichzeitig auch körperlich mißhandelt worden sein. Fast *per definitionem* ist jedes Kind, das körperlich oder sexuell mißbraucht worden ist oder das vernachlässigt wurde, gleichzeitig auch seelisch mißbraucht worden.